Titre de vente

Dᴿ RAYMOND SCHERB

Docteur en Médecine
niteur des travaux à l'Institut de Physiologie
Pharmacien de 1ʳᵉ Classe
Docteur en Pharmacie
Ancien Interne des Hôpitaux
Ancien Préparateur de Chimie
decin auxiliaire au 9ᵐᵉ Régiment d'Infanterie

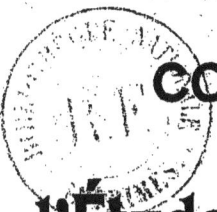

CONTRIBUTION

l'Étude clinique

DES

Néphrites chroniques

————➤✦◄————

TOULOUSE

CH. DIRION, Libraire-Éditeur,

22, rue de Metz et rue des Marchands, 33

—

1915

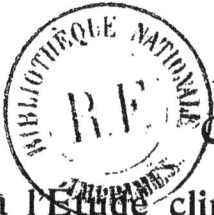

Contribution
à l'Étude clinique
des Néphrites chroniques

BIBLIOTHÈQUE NATIONALE R.F.

8° Td¹¹⁷ 416

Dʳ Raymond SCHERB

Docteur en Médecine
Moniteur des travaux à l'Institut de Physiologie
Pharmacien de 1ʳᵉ Classe
Docteur en Pharmacie
Ancien Interne des Hôpitaux
Ancien Préparateur de Chimie
Médecin auxiliaire au 9ᵐᵉ Régiment d'Infanterie

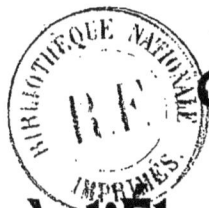

BIBLIOTHÈQUE NATIONALE R. F. IMPRIMÉS

CONTRIBUTION

à l'Étude clinique

DES

Néphrites chroniques

TOULOUSE

Cʜ. DIRION, Libraire-Éditeur,

22, rue de Metz et rue des Marchands, 33

—

1915

A MES PARENTS

———

A MA FIANCÉE

———

A MON FRÈRE

———

A MON ONCLE ET A MA TANTE

———

A LA MÉMOIRE

DE MES COUSIN ET COUSINE

———

A MES AMIS

A MONSIEUR VALDIGUIÉ

PHARMACIEN EN CHEF DES HÔPITAUX DE TOULOUSE
PHARMACIEN AIDE-MAJOR A L'AMBULANCE 2/30

A Monsieur le Docteur C. SOULA

CHEF DES TRAVAUX DE PHYSIOLOGIE
MÉDECIN AIDE-MAJOR AU 57ᵐⁱᵉ D'ARTILLERIE

A MON PRÉSIDENT DE THÈSE

MONSIEUR LE PROFESSEUR BAYLAC

*Hommage de ma respectueuse
gratitude.*

A MON MAITRE

MONSIEUR LE PROFESSEUR E. ABELOUS

PROFESSEUR DE PHYSIOLOGIE
MEMBRE CORRESPONDANT DE L'ACADÉMIE DE MÉDECINE

*Hommage de reconnaissance
respectueuse.*

A MES MAITRES

DE LA FACULTÉ DE MÉDECINE DE TOULOUSE

INTRODUCTION

La conception des néphrites a été profondément modifiée au cours de ces dernières années par les recherches expérimentales et par l'étude de la perméabilité rénale.

Autrefois on n'utilisait guère, pour déceler les lésions du rein, que le dosage des substances contenues dans l'urine et surtout le dosage de l'albumine. D'autre part, les maladies du rein étaient envisagées au seul point de vue anatomo-pathologique et l'on décrivait des néphrites parenchymateuses et des néphrites conjonctives.

Les recherches récentes ont démontré les nombreux inconvénients d'une classification basée exclusivement sur l'anatomie-pathologique : les lésions ne doivent pas servir à dénommer les néphrites et ne peuvent que nous renseigner sur la durée de l'évolution de la néphrite.

La connaissance plus complète des fonctions du

1

rein et des troubles de la perméabilité rénale, les recherches sur la rétention des chlorures et de l'urée, ont substitué à la classification basée sur l'anatomie pathologique, une division essentiellement clinique et pratique particulièrement précieuse au point de vue thérapeutique.

C'est ainsi qu'à la suite des travaux de MM. Achard, Widal, Castaigne et de leurs élèves, on a décrit quatre grands types de néphrites chroniques :

1º La néphrite chronique albumineuse simple ;
2º La néphrite chronique hypertensive ;
3º La néphrite chronique hydropigène ;
4º La néphrite chronique hydrurique.

Ces diverses variétés sont essentiellement basées sur les troubles du fonctionnement du rein et de la perméabilité rénale. Elles comportent un régime alimentaire variable suivant la forme morbide de la néphrite. D'où la nécessité chez chaque malade de bien étudier les fonctions du rein à l'aide des nombreux procédés d'exploration introduits récemment dans la séméïologie de la glande rénale.

Pendant le cours de nos études médicales et pendant notre internat en pharmacie, ayant eu l'occasion d'observer un certain nombre de cas de néphrites chroniques et d'appliquer à leur étude les principaux procédés d'exploration des fonctions du rein, nous avons eu l'idée de grouper les résultats que nous avons pu obtenir et de les réunir dans notre thèse inaugurale.

Soyons heureux si notre modeste travail pouvait apporter une contribution à l'étude clinique de néphrites chroniques.

PLAN

Nous avons divisé notre étude en sept chapitres :

1° Historique ;

2° Rôle du chlorure de sodium en pathologie;

3° Rôle de l'urée en pathologie ;

4° Méthode d'exploration des fonctions rénales ;

5° Classification clinique des néphrites ;

6° Observations ;

7° Conclusions.

CHAPITRE PREMIER

Historique

Avant d'aborder l'étude comparée des différentes classifications des néphrites, il nous a paru utile d'en faire un court historique.

En effet, les classifications des grands processus morbides ont toujours été basées sur les théories de l'époque où elles étaient faites et au fur et à mesure que les découvertes venaient enrichir la science médicale, les conceptions se modifiaient de même que les classifications.

Ce que nous allons exposer pour les néphrites, nous pourrions le refaire presque mot à mot pour la tuberculose et d'autres maladies.

Nous diviserons donc, pour mieux mettre en évidence l'évolution des idées, cette histoire des classifications des néphrites en quatre périodes :

1° Période anatomo-clinique;

2° Période histologique;

3° Période étiologique;

4° Période clinique,

1° Période anatomo-clinique

Elle commence avec la fondation de la pathologie
rénale et correspond dans l'histoire de la médecine à
cette période du début du dix-neuvième siècle, où
quelques auteurs s'efforcèrent d'isoler et de caractériser chaque groupe de maladies, et apportèrent à
ces études un esprit d'observation et une intuition
vraiment remarquables eu égard au peu de moyens
dont ils disposaient.

Ce que fit Laennec pour la tuberculose, Richard
Bright le fit en 1827 pour les néphrites. Aussi s'accor-
de-t-on à reconnaître en lui le fondateur de la pathogénie rénale, malgré les travaux de Wells (1812) et
de Barbier d'Amiens (1827).

Pour Bright la triade symptomatique : albuminurie,
hydropisie et lésion rénale était caractéristique des
néphrites chroniques. Il signale toutefois, dans certains cas, l'atrophie du cœur, l'altération du sang, les
troubles de la vue, les phénomènes urémiques. Au
point de vue anatomique, il distingua trois formes que
l'on dénomma plus tard le gros rein blanc, le rein
bigarré et le petit rein rouge. Mais Bright ne se pro-
nonça pas sur la question de savoir si ces trois formes
étaient trois degrés d'une même maladie ou trois
lésions différentes.

Rayer décrivit six formes de néphrites albumineuses correspondant aux différents degrés d'une même maladie.

Reinhardt n'admit plus l'unicité d'un seul processus. « Les divers états compris sous le nom de maladie de Bright n'appartiennent pas, dit-il, à un seul et même processus, il faut les considérer comme des localisations dans le rein, des processus morbides les plus variés sous la forme de néphrite diffuse ».

Rayer et Reinhardt entrevirent en outre l'importance de l'étiologie dans l'évolution des néphrites.

2° Période histologique ou anatomo-pathologique

L'utilisation plus grande du microscope permit une étude plus approfondie des lésions du rein.

Virchow en 1852 et son école appliquèrent leur doctrine de l'inflammation, et firent des néphrites une altération parenchymateuse.

La découverte du tissu conjonctif du rein et de son importance fit que Beer (1859), Traube (1860), et plus tard Kels (1874) attribuèrent la néphrite à l'inflammation du tissu conjonctif seul.

Les observateurs qui suivirent acceptèrent ces deux théories et divisèrent les néphrites en paren-

chymateuses et interstitielles. Certains adoptèrent
cette même division mais avec des noms différents,
c'est ainsi que Johnson divise en néphrites desquamatives et non desquamatives, Lancereaux en néphrites épithéliales et néphrites diffuses primitives. Wilks
donna comme types des premières le gros rein blanc
et comme type des secondes le petit rein contracté.
Cette division devint classique après les belles leçons
de Charcot en 1877, et maintenant elle est encore
adoptée par bon nombre de médecins.

Quelque peu antérieurement à cette époque, il se
forma en Angleterre une école qui n'admit plus qu'il
existât deux formes de néphrites, mais une multi-
tude. Cette conception fut en partie soutenue en
France par Jaccoud et Lécorché.

A côté d'eux, d'autres auteurs tels que Dieulafoy
et Rendu, n'admirent les néphrites interstitielles et
parenchymateuses que comme les limites extrêmes
d'une classification entre lesquelles ils placèrent
les néphrites mixtes.

De la dualité de forme on étai. passé à la pluralité.
Ce fut alors que Weigert, Cohnheim, Wagner, reprenant la théorie uniciste, admirent que toutes les
lésions sont d'origine épithéliale et que si elles varient
ce n'est que par le degré. Cornil et Ranvier avaient
déjà exprimé cette dernière opinion.

Lécorché et Talamon furent d'avis qu'à l'origine

lès néphrites sont à la fois interstitielles et épithéliales.

Telles sont dans leurs grandes lignes les différentes classifications anatomo-pathologiques.

3° Période Etiologique

L'étude de la microbiologie, la connaissance du rôle des bactéries, orientèrent les auteurs vers une nouvelle conception des néphrites.

Dès l'origine de la pathologie rénale, Rayer avait bien entrevu l'importance de l'étiologie dans l'étude des néphrites, mais c'est à Brault que revient tout le mérite d'avoir montré dans son rapport au Congrès de Moscou en 1897, ce que l'on peut tirer d'une classification basée sur l'étiologie.

Brault s'appuyant sur deux facteurs, l'intensité du processus destructeur et la durée de l'action de ce processus, divisa les néphrites en passagères, subaiguës et chroniques.

4° Période Clinique ou physiologique

La classification de Brault ne satisfit pas entièrement les cliniciens, elle les obligait à faire une étude étiologique qui souvent était impossible.

L'étude des œdèmes des brightiques (Theaulon 1896,

Widal, Lemière, Javal, etc.), amena ces auteurs et d'autres (Quinton, Chauffard, Winter, Achard, Lœper, etc.), à étudier le rôle du chlorure de sodium dans l'organisme. Ce rôle connu, la néphrite hydropigène était définie. Parallèlement on étudia (Achard, Widal, Javal, Weill, Castaigne) etc., le rôle de l'urée et on détermina la néphrite hydrurique.

Les procédés d'exploration fonctionnelle des reins devinrent aussi plus scientifiques. Les méthodes d'analyse physique, chimique ou histologique des urines furent mises au point. La cryoscopie était étudiée par Koranyi, Claude, Bathazard, Léon Bernard. L'étude de la toxicité urinaire faite en 1883, par Bouchard, était reprise par divers auteurs entre autres, M. le Pr Baylac. L'élimination des diverses substances était aussi étudiée. Achard, détermina celle du bleu de méthylène, Graphty et Cabot celle de la phénolsulfonaphtaleine, Achard et Delamare celle de la phloridzine, Castaigne, celle de l'albumine.

En 1856, Picard avait signalé l'intérêt de la connaissance du début uréique, Grehant, plus récemment, avait repris cette question et Ambard l'a mise au point en 1910. •

En 1897, Albaran établit l'épreuve de la polyurie expérimentale et arrive à étudier le fonctionnement de chacun des deux reins.

L'adaptation de plus en plus grande de la physiologie à la médecine et l'utilisation plus fréquente du laboratoire nous fait rentrer dans une nouvelle période.

Castaigne, dans son Manuel des Maladies des Reins (1906), classe les néphrites d'après leurs symptômes et à chaque type morbide il a essayé de mettre ainsi qu'il le dit, la triple signature anatomique, étiologique et clinique.

Il commença par diviser les néphrites en aiguës et chroniques. Il subdivisa le premier groupe en aiguë passagère, suraiguë et aiguë prolongée et le second en albumineuse simple, hydropigène et urémigène. Plus récemment il ajouta à ce dernier groupe, après la classification de Widal, la forme hypertensive et il dénomma la forme urémigène, hydrurique après l'étude de Debove.

Widal chercha à caractériser le syndrôme fonctionnel de chaque groupe de néphrites et, dans sa leçon inaugurale du 12 novembre 1912, il cite quatre grands syndrômes fonctionnels :

Le syndrôme urinaire correspondant à la néphrite albumineuse simple de Castaigne.

Le syndrôme d'hypertension correspondant à la néphrite hypertensive.

Le syndrôme chlorurémique correspondant à la néphrite hydropigène.

Le syndrôme azotémique correspondant à là néphrite urémique ou hydrurique.

Telles sont succinctement les différentes classifications, nous en laissons d'autres dans l'oubli, les cadres trop étroits de cette étude ne permettant pas de présenter celles faites sur d'autres bases.

CHAPITRE II

Rôle du Chlorure de Sodium en Pathologie

Le chlorure de sodium existe normalement dans notre organisme, dans des proportions relativement considérables, 0,73 à 1,21 °/₀₀ dans le cerveau, 1,34 à 3,90 °/₀ dans le rein (Javal et Adler), 5 à 6 gr. °/₀₀ dans le sérum sanguin.

Mais si sa présence dans les tissus et les humeurs est connue depuis longtemps, son rôle n'a été bien mis en lumière que depuis Bunge, et l'intérêt de cette étude a été accrue lorsque Dastre a montré que l'on pouvait entretenir la vie d'animaux saignés à blanc en remplaçant leur sang par une solution de chlorure de sodium à 8 °/₀₀. Quinton a déduit de cette présence du sel dans l'organisme, l'origine marine de la vie animale.

Si le sel est compatible avec la vie, il est même

nécessaire à son entretien. Forster l'a prouvé en soumettant des chiens à un régime achloruré, ils ont succombé plus vite qu'à l'inanition complète.

Les êtres vivants trouvent leur ration de sel dans les aliments qu'ils ingèrent, l'homme est le seul parmi eux qui en ajoute à sa nourriture et la quantité qu'il absorbe par jour en moyenne est de 17 gr., elle est de beaucoup supérieure à ses besoins. La quantité demandée par l'organisme serait de 2 gr. 50 d'après Laufer; de 2 grammes d'après Richet; de 1 à 2 grammes d'après Bunge; de 1 gr. 75 d'après Ambard; de 1 gr. 50 d'après Widal; de 1 gr. 25 d'après Mayer.

Pourquoi l'homme ingère-t-il un excès de chlorure? Lapicque et après lui Laufer et d'autres auteurs estiment que le sel joue le rôle de condiment, et que sa sapidité sert à masquer le goût fade de certains aliments.

Nous sommes donc obligés d'éliminer cet excès de sel que nous absorbons, et cela par la sueur, les fécés et les urines.

La sueur en renferme environ 2 grammes par litre, mais cette élimination est trop variable pour que l'on puisse en tenir compte.

Les matières fécales en éliminent peu généralement, 0 gr. 25 environ par jour, mais il est des cas où certains brightiques, atteints de diarrhées, éliminent

des doses considérables. Javal et Adler ont pu constater ainsi une élimination de 9 gr. 51 par jour.

C'est par les urines que s'élimine la plus grande
quantité de chlorure de sodium, 10 à 15 grammes par
jour. Mais cette teneur peut varier avec l'ingestion
de sel, c'est ainsi qu'on l'a vue descendre à 1 gramme
et monter à 20 et 30 grammes et même 80 comme
ont pu le constater Mongour et Carles et aussi Widal
et Lemierre.

Pour que cette élimination du chlorure de sodium
puisse se produire, deux conditions sont nécessaires :
la concentration du chlorure dans le sang et la perméabilité rénale.

a) Ambard et A. Weill ont montré que l'élimination du sel par les urines n'a lieu que lorsque la
concentration du chlorure dans le sang dépasse le
taux de 5 gr. 62 par litre, c'est le seuil d'excrétion
chlorurée ou la concentration liminaire.

b) La perméabilité rénale. Le rein normal laisse
filtrer tout l'excès de chlorure ingéré, mais à l'état
pathologique son fonctionnement peut être troublé et
sa perméabilité peut diminuer. Elle n'arrivera jamais
à l'imperméabilité absolue, mais la quantité excrétée
sera trop inférieure à celle absorbée et il y aura accumulation du chlorure de sodium dans l'organisme et
accidents consécutifs.

La rétention des chlorures est bien due aux lésions du rein, certains auteurs l'ont prouvé.

Lépine a montré que les chlorures éliminés par un rein lésé par contrepression étaient moins abondants que ceux éliminés par le rein sain. Albarran et Bernard, Casper et Richter, V. Illyes Kovesi ont prouvé à l'aide d'un cathétérisme uretéral chez des malades atteints de néphrite unilatérale, que le rein sain élimine beaucoup plus de chlorure de sodium que le rein malade.

Il est donc nécessaire pour connaître la valeur fonctionnelle du rein d'établir le bilan des chlorures, c'est-à-dire de doser le sel ingéré avec les aliments et le sel éliminé.

Une méthode plus simple, mais beaucoup moins exacte, est celle de la pesée quotidienne du malade, toujours à la même heure et dans les mêmes conditions, après exonération urinaire et fécale. L'augmentation de poids correspond aux œdèmes dont la chloruration est de 5,50 à 6 grammes par kilogramme.

Il est toutefois utile de se rappeler que l'ingestion à doses massives de certains sels, tels que le bicarbonate de soude (Widal, Lemierre et Cotoni) ou le sulfate de magnésie (Widal, Lemierre et Weill), peut entraver l'élimination des chlorures et provoquer des œdèmes.

Nous allons étudier les accidents dus à la rétention de chlorures, hydratation des tissus ou œdèmes, hydratation du sang ou hydrémie, ensemble des accidents dus aux chlorures et compris autrefois dans l'urémie et appelé aujourd'hui urémie hydropigène, et enfin les rétentions sèches.

Les œdèmes. — Leur pathogénie fut longtemps discutée ; on admit d'abord que les œdèmes étaient dus à la déperdition de l'albumine, puis que la cause en était l'hydrémie ; pour d'autres c'était l'atonie de la fibre musculaire cardiaque.

La connaissance de l'isotonie fit faire de grands progrès à cette étude. Théaulon émit l'hypothèse que la concentration moléculaire du plasma était la cause de la rétention de l'eau dans les tissus.

Hallion et Carrion en injectant des solutions salines dans le sang d'animaux ont obtenu des œdèmes. Chauffard, injectant des solutions de chlorure de sodium à un malade dont les urines étaient pauvres en sel, a obtenu chaque fois une augmentation de poids de ce malade et des œdèmes.

M. le Pr Baylac, étudiant dès 1898 les liquides provenant d'œdèmes très divers par leur siège et leur nature (œdèmes des cardiaques, des néphritiques, œdèmes par compression veineuse des cancéreux), montra que leur composition ne varie pas, quel qu'en

2

soient le siège ou la nature. Voici les résultats obtenus :

Le liquide d'œdème est incolore, de saveur salée, ne coagulant pas par la chaleur :

Densité 1,007
Chlorure de sodium . 6,50 par litre.
Albumine. .... 3,50 »
Urée. .... 2,91 »
Phosphates .... 0,40 »
Point cryoscopique.. 0,53 à 0,60 (Δ du sérum sanguin = 0,56)
Toxicité........... quasi nulle.

Achard, en 1903, établit que la composition du sérum sanguin, à l'état normal ou pathologique ; sa concentration, son point cryoscopique, sont sensiblement constants, grâce à ce qu'il appelle le mécanisme régulateur de la composition du sang.

On conçoit aisément, dans le cas particulier qui nous occupe, que, la composition du sérum sanguin restant normal, le sel provoque la formation d'œdèmes pour assurer l'isotonie des humeurs. Achard et Lœper avaient déjà expliqué ainsi la production des œdèmes.

En clinique, Widal et Javal ont eu le grand mérite de vérifier cette hypothèse, et voici ce qu'ils disent pour une de leurs expériences... « Durant soixante-douze jours, nous avons fait varier neuf fois brutalement la chloruration du régime, soumettant

notre sujet pendant quatre périodes à une alimentation chlorurée et pendant cinq périodes à une alimentation déchlorurée.

« En changeant ainsi neuf fois chez notre malade
la chloruration du régime, nous avons provoqué
alternativement quatre fois la rétention de chlorures,
et cinq fois la déchloruration de l'organisme.

« L'hydratation et la déshydratation des tissus se
sont toujours montrées parallèles à la chloruration et
à la déchloruration. Quatre fois nous avons noté l'augmentation jusqu'à apparition de l'œdème. Cinq fois
nous avons provoqué la déchloruration, et cinq fois
nous avons noté parallèlement une perte de poids
par déshydratation.

« Voici un malade qui, depuis le début de sa néphrite, ne pouvait supporter une alimentation solide
sans voir immédiatement les œdèmes apparaître et
l'albumine s'élever. Il lui suffisait de quelques jours
de régime lacté pour voir les œdèmes s'effondrer
et l'albuminurie diminuer.

« Or chez cet homme, nous avons pu, avec le régime
lacté, faire éclater les crises d'œdèmes et d'albuminurie; avec un régime composé de 400 grammes de pain
ou de 1.000 grammes de pommes de terre, nous avons
pu à volonté faire disparaître l'œdème et diminuer
l'albuminurie.

« Qu'a-t-il fallu pour produire des effets si contraires? Simplement intervertir la chloruration ordinaire des régimes. Dix grammes de chlorure de sodium pris quotidiennement avec le lait ont suffi pour en faire le plus malfaisant des aliments. La suppression du chlorure dans le régime carné l'a rendu si favorable, que le temps où le malade l'a suivi, a été celui où la courbe d'albuminurie est descendue le plus bas. »

Mais il ne faut pas croire toutefois que la rétention de la plus petite quantité de chlorure de sod:um produira fatalement un œdème. Sans être œdématiés, les tissus peuvent s'hydrater dans une certaine limite. C'est ce que Widal et Javal ont observé chez le malade précédent, qui pesant 56 kilogrammes ne présentait des œdèmes que lorsque son poids dépassait 62 kilogrammes. Cette période durant laquelle le malade fait de l'hydratation de ses tissus sans présenter d'œdème, ces auteurs l'appellent le *préœdème*, qu'on ne peut déceler que par la balance.

Hydrémie. — A côté des œdèmes superficiels, les chlorurémiques ont de l'œdème du sang ou hydrémie. Mais cette hydrémie n'est que passagère grâce au mécanisme régulateur de la composition du sang (v. plus haut). On peut la déceler par la numération des hématies, leur nombre est diminué par millimètre cube; mais cet abaissement est tout relatif et tient à la dilution du sang. Pour le même motif s'affaiblit la

teneur du sang en albumine, ce qui se constate soit
par la pesée des albumines du sérum, soit rapidement
comme Widal, Bernard et Naucher l'ont montré à
l'aide du réfractomètre. Le principe de cet instrument est le suivant : a une extrémité d'une lunette,
l'oculaire est muni d'une échelle graduée, de l'autre
on verse une goutte de sérum entre deux prismes
maintenus dans une cuve à eau à température constante de $17°5$, l'un fournissant un angle refringent
de $63°$, l'autre à réflexion totale. Le rayon lumineux,
réfléchi par une glace, se réfracte en traversant le
sérum et forme dans l'appareil une zone sombre dont
l'étendue s'apprécie par l'échelle de l'oculaire. De
l'indice réfractométrique se déduit par calcul la quantité d'albumine par litre de sang. Or, durant la période
œdémateuse, ce chiffre s'abaisse par suite de l'hydrémie ; ultérieurement, après la disparition de l'œdème,
l'indice s'élève par concentration du sérum.

Œdèmes viscéraux. — Si les œdèmes superficiels
et l'hydrémie ne sont pas redoutables, la chloruration
de certains organes importants l'est beaucoup par
suite des accidents qu'elle provoque. Œdème pulmonaire, hydrothorax et pleurésie, hydrocéphalie, hydro-
péricardie, tels sont les principaux œdèmes, leur
présence même est une gêne pour le bon fonctionnement de ces organes. Widal et Wacher ont signalé
une amaurose due à un état congestif du fond de

l'œil et à un œdème de la papille par suite de chlorurémie.

Urémie hydropigène. — L'urémie doit aujourd'hui être scindée en urémie hydropigène due à la chlorurémie et en urémie sèche due à l'azotémie. En effet, il est aujourd'hui prouvé que beaucoup d'accidents et de symptômes de l'urémie respiratoire, nerveuse ou digestive doivent êt. e attribués à la chlorurémie.

L'œdème du larynx, l'hydrothorax, les congestions œdémateuses du poumon, constituent une grande partie des bronchites albuminuriques classiques et sont autant de localisations de la chloruration sur l'appareil respiratoire.

L'imprégnation par le chlorure de sodium, des centres nerveux, est suivie de céphalée, de respiration de Cheyne-Stokes, de crises d'éclampsie, d'accidents épyleptiques.

Les vomissements et la diarrhée de l'urémie digestive sont parfois riches en sel, parce que ils sont régis par l'élimination à travers le tractus gastro-intestinal du sel en excès dans l'organisme, si bien que l'urémie digestive est alors de la chlorurémie digestive.

Chlorurémie et albuminurie. — Comme on peut s'en rendre compte, les acccidents dus à la chlorurémie sont variés, mais un des plus intéressants à observer est l'albuminurie qui suit les degrés de la chloruration des tissus.

Les auteurs qui l'ont observé sont nombreux, Widal, Lemierre, Achard, Vaquez, Castaigne, Rathery, Sicard pour ne citer que les principaux, et nombreuses sont les raisons qui en ont été données. Pour les uns, le chlorure de sodium serait toxique pour l'épithélium rénal ; pour d'autres, l'albuminurie serait due au surmenage du rein pour éliminer tous les chlorures. Pour Widal et Javal, elle serait due à l'œdème qui se localiserait au rein. « Le rein, disent-ils, peut être pris à son propre piège. Les chlorures qu'il retient, peuvent infiltrer son parenchyme et en produire l'hydratation tout comme il détermine d'autres œdèmes viscéraux. Du fait de l'œdème rénal ainsi réalisé, comme l'un de nous (Widal) l'a signalé dans un travail antérieur, on peut voir s'élever le degré de rétention chlorurée, en même temps qu'augmente le taux de l'albuminurie .»

Rétentions sèches. — Tout en admettant que la rétention du chlorure de sodium est indispensable pour provoquer l'œdème brightique, Ambard et Beaujard se sont demandé s'il ne pourrait pas y avoir de rétention des chlorures sans hydratation des tissus, c'est-à-dire rétention sèche. Ces auteurs ont pu vérifier leur hypothèse, ils ont pu réaliser chez un malade une rétention sèche de 50 grammes de chlorure de sodium sans augmentation notable de poids, de même qu'ils ont observé de fortes déchlorurations sans diminution de poids.

On explique cette rétention sèche, en admettant que le chlorure de sodium forme dans l'organisme une combinaison avec les albuminoïdes, combinaison qui ne possède pas le pouvoir hydropigène du sel.

Troubles de la résorption des œdèmes. — De nombreux auteurs (Rilliet, Andral, Monod, Bartels, Eickhorts, Kostkervitch, Merklen et Heitz, Hirtz et Lemaire) ont signalé, au moment de la résorption des œdèmes des troubles que l'on a diversement interprétés ; ce sont des crises convulsives, de l'éclampsie (Bouveret), du délire, du coma, de la torpeur cérébrale.

Merklen et Heitz les ont attribués au déplacement des chlorures.

Dupré, Claude, Dopter en font les suites d'une imprégnation toxique de l'écorce.

Hirtz et Lemaire accusent une déshydratation trop brusque des centres nerveux.

Pour éviter ces accidents il est bon de ne pas faire une déshydratation trop brusque, une perte journalière de 1 kilogramme d'eau d'hydratation est suffisante.

CHAPITRE III

Rôle de l'Urée en Pathologie

L'urée ou diamide carbonique a pour formule $CO(NH^2)^2$. Elle a été découverte par Rouelle en 1772.

C'est une substance incolore, d'une saveur fraîche et amère, cristallisée en longs prismes. Elle est très soluble dans l'eau, moins dans l'alcool et peu dans l'éther. Elle fond à 132°. L'urée a une toxicité très faible ; les solutions d'urée sont comparables à de l'eau distillée quand à leur toxicité (Bouchard) et à leur pouvoir hémolytique (Gryns). Elle a le pouvoir de traverser facilement les membranes cellulaires.

On se méprit longtemps sur le lieu de formation de l'urée dans l'organisme ; on désigna d'abord le rein, mais aujourd'hui on est d'accord pour attribuer en grande partie cette fonction au foie et quelque peu à tous les tissus.

Quelle est l'origine de l'urée ?

L'urée est le dernier terme de la destruction de la molécule albumine. Elle provient de deux sources : l'une endogène, c'est la destruction des tissus, l'autre exogène, par l'alimentation.

Les albumines ingérées sont transformées sous l'action des ferments digestifs en albumoses et peptones qui elles-mêmes passent à l'état d'acides aminés; au niveau de l'intestin ces acides aminés se soudent pour reformer par synthèse une molécule d'albumine qui dans le foie sera transformée en grande partie en urée (Neubauer et Fischer).

Sur 100 parties d'azote éliminé par un sujet sain, l'urée en représente environ 83 %, le reste est formé d'ammoniaque 5 %, de créatine 4 %, de bases xantho-uriques 1,5 % etc.

L'urée produite au foie est transportée par le sang aux émonctoires. Le sang en contient normalement de 0,40 à 0,50 %₀, tous les tissus et les humeurs en contiennent aussi.

Quoique les glandes salivaires et la peau éliminent de l'urée, le rein est le principal émonctoire. Cette élimination a lieu au niveau des tubuli contorti et l'urine émise en contient environ 20 %₀.

Cette élimination est soumise à des lois qui ont été bien étudiées par L. Ambard et ses collaborateurs.

En soumettant des chiens à des régimes carnés, ils virent que l'urée de l'urine arrivait à une concentration maxima fixe ; les animaux buvant la quantité d'eau nécessaire pour éliminer toute l'urée. Si on fait augmenter la quantité d'urée dans le sang, le débit total de l'urée augmente ainsi que le volume de l'urine, mais non la concentration.

Ambard, exprime la valeur de cette concentration par la formule.

$$K = \frac{\text{urée du sang}}{\sqrt{\text{débit de l'urée urinaire}}}$$

K atteint chez l'homme 40 à 45 °/$_{oo}$.

Cette formule peut s'appliquer à d'autres substances telles que le chlorure de sodium ou le bicarbonate de soude (L. Ambard et A. Weill).

La formation de l'urée peut être accrue ou diminuée : Il y a hyperazoturie quand il y a une désassimilation trop grande des tissus ou quand les malades pour différentes causes ingèrent en grande quantité des matières protéiques, c'est la boulimie carnée de De Massary et Civatte.

L'hypoazoturie est due par contre à une alimentation azotée insuffisante.

Mais à côté de cette hypoazoturie vraie, il est une autre hypoazoturie qui n'est qu'apparente, et qui est due à la non élimination de l'urée : c'est la rétention de l'urée que nous allons étudier.

Pour que toute l'urée du sang puisse passer dans

l'urine, il faut que le rein soit suffisamment perméable. Cette perméabilité peut être déterminée comme l'ont montré Achard et ses collaborateurs Clerc et Paisseau, à l'aide de l'épreuve du bleu de méthylène ; elle peut être mesurée par la constante uréique ou cœfficient d'Ambard.

La valeur moyenne de cette constante pour un sujet sain est de 0,06 à 0,07, dans les troubles de la perméabilité rénale elle peut s'élever et atteindre 0,60, ce qui semble être l'extrême limite compatible avec la vie.

L'urée, à qui la sortie de l'organisme est interdite, ne peut retourner dans les tissus comme le chlorure de sodium ; elle va s'accumuler dans le sang et les liquides phasmatiques et interstitiels, en particulier dans le liquide céphalo-rachidien qui peut être recueilli facilement et dont la concentration uréique est parallèle à celle du sang. Cette accumulation va exercer une pression sur le barrage rénal et réussira à le forcer, si les sorties d'azote balancent les entrées, le taux de l'urée dans le sang n'augmentera pas. Si la perméabilité rénale diminue ou si l'ingestion azotée est trop grande, la rétention de l'urée dans l'organisme augmentera et l'azotémie sera constituée.

La connaissance de ces résultats est très intéressante et peut être très utile, mais il ne faudrait pas en tirer une ìègle absolue. En effet, comme nous l'avons dit plus haut l'urée n'est pas le seul corps azoté retenu, avec elle on trouve les bases xanthiques (Von Jakoch et Weintrand), l'alloxine (Strauss) et l'indosé urinaire. D'après Widal et Ronchèse la proportion de l'urée à l'azote total non albumineux dans le sérum est de 80 % environ, chez les brightiques cette proportion peut s'élever à 90 et 96 %.

La rétention de ces autres substances variant dans des proportions analogues à celle de l'urée, le dosage de cette dernière substance nous sera précieux car il nous permettra d'établir une évaluation de ces indosables.

On ne doit pas oublier non plus que les néphrites ne sont pas les seules maladies où l'urée puisse être retenue. Dans la pneumonie, la pleurésie aiguë, la fièvre typhoïde, le choléra, la fièvre jaune, etc..., on a signalé l'augmentation du taux de l'urée. Javal à trouvé près de 4 grammes dans un cas mortel de pneumonie.

Les symptômes de la rétention de l'urée ont été étudiés principalement par Widal.

Les plus importants et les plus habituels sont les troubles digestifs, inappétence progressive pour toute nourriture, vomissements abondants et répétés à la moindre alimentation comme si l'organisme se défendait contre de nouvelles tentatives d'ingestions nocives, diarrhée, entérite, ulcérations intestinales et selles sanglantes, stomatites. Ces troubles décrits autrefois sous le nom d'urémie digestive, ne doivent pas être confondus avec ceux de l'urémie, la torpeur et la somnolence qui peuvent arriver jusqu'au coma sont imputab'es à l'azotémie. La fatigue, la maigreur des malades, la fonte de leurs muscles, la cachexie, sont dues à l'autophagie origine de l'azotémie.

A ces symptômes se rattachent encore de nombreuses complications : prurit, péricardite, rétinite, décrite sous le nom de rétinite albuminurique.

Chauffard, signale l'hypercholestérinémie. De nombreux auteurs ont cherché à établir un pronostic basé sur le taux de l'urée sanguine. Voici celui donné par Widal. Lorsque le taux de l'urée du sérum oscille entre 0,50 et 1 gramme le pronostic n'est pas immédiatement fatal ; entre 1 et 2 grammes, la survie dépasse rarement une année. L'évolution est plus rapide encore chez les malades dont l'azotémie oscille entre 2 et 3 grammes, c'est alors une question de mois ou de semaines en général. Enfin les chiffres supérieurs à 3 grammes ne s'observent qu'aux périodes ultimes de la maladie et leur constatation doit faire craindre la mort dans un délai très court.

Dans un excellent travail, M. le Dr Sorel a confirmé ces données pronostiques, mais, ajoute-t-il, sans vouloir discuter le point de savoir si toute néphrite

évoluant suivant le type clinique azotémique, abou-
tissant même à la mort, est nécessairement accompagnée de rétention d'urée dans le sang, nous pensons
qu'il serait imprudent de généraliser à l'excès la
théorie de Widal.

Ajoutons que, d'après Nobécourt et Darré, dans les
néphrites de l'enfance, un taux relativement fort
d'urée sanguine n'entraîne pas un pronostic immédiatement fâcheux.

CHAPITRE IV

Méthodes d'exploration des Reins

Ces méthodes forment deux groupes : l'exploration physique et l'exploration fonctionnelle qui se subdivisent en divers procédés que nous résumerons dans le tableau suivant :

I. — **Exploration physique.**
\
Inspection. — Percussion. — Palpation (recherche des points douloureux). — Phonendoscopie. — Radiographie.

II. — **Exploration fonctionnelle.**
\
1° Examen physique des urines.
2° — chimique.
3° — histologique.
4° — par la toxicité urinaire.
5° — par la méthode des éliminations provoquées.
6° — des urines et du sang par la méthode du débit uréique.
7e — comparé de la fonction de chacun des deux reins.

I. — Exploration physique

Nous n'insisterons pas sur les différentes méthodes d'exploration physique qui nous donnent peu de renseignements sur les cas qui nous intéressent.

II. — Exploration fonctionnelle

1° EXAMEN PHYSIQUE DES URINES

Volume, couleur, odeur, densité, réaction, tension superficielle, point cryoscopique. — L'étude du volume nous renseigne sur la polyurie, l'oligurie et l'anurie, mais il ne faut pas oublier que beaucoup de facteurs peuvent fausser les résultats. C'est ainsi que l'on pourra observer de la polyurie après ingestion d'eau ou de médicaments, ou dans certaines maladies telles que le diabète. De même l'on pourra confondre des rétentions d'urine avec l'anurie, de même qu'il y a anurie dans certaines maladies infectieuses ou empoisonnements (cantharides, sublimé) et dans les maladies intestinales (diarrhée).

Dans certains cas, on peut avoir intérêt à étudier l'élimination fractionnée des urines; on fait alors uriner le malade toutes les trois heures, et on compare les volumes émis dans chaque espace de temps.

L'étude de la couleur, de l'odeur, de la densité, de la réaction, de la tension superficielle peuvent, dans

certains cas, nous donner de précieux renseigne
ments.

La recherche du point cryoscopique est de beaucoup plus intéressante.

L'abaissement du point cryoscopique est proportionnel à la concentration moléculaire qui varie
de — 0,55 à — 1,85. On peut faire :

1º La cryoscopie seule de l'urine en la comparant à
la concentration d'une solution d'un corps (Méthode
de Koranyi, méthode de Claude et Balthazard);

2º La cryoscopie du sang (Kummel);

3º La cryoscopie du sang et de l'urine (Léon Bernard).

1º *Cryoscopie de l'urine.* — *a)* Méthode de Koranyi.
Il part de sa théorie de la sécrétion du liquide urinaire dont une des conséquences est la suivante :
quand l'urine séjourne longtemps dans les tubes con-
tournés il y a stase et résorption du chlorure de
sodium, inversement s'il n'y a pas stase il y aura plus
de chlorure de sodium dans l'urine. Koranyi détermine le point cryoscopique et la quantité du chlorure
de sodium et établit le rapport $\dfrac{\Delta}{\text{Na Cl}}$ quand l'urine
séjournera longtemps, ce rapport sera faible, inver-
sement s'il n'y a pas stase ce rapport augmentera.
Mais ce rapport ne nous renseigne que sur la rapi-
dité circulatoire du rein.

b) Claude et Balthazard l'associent à d'autres données. Ils déterminent d'abord le Δ (point cryoscopique) qui représente la concentration moléculaire totale, puis le rapport $\dfrac{\Delta \times V}{P}$ (V étant le volume des urines pendant vingt-quatre heures et P le poids du sujet). On a donc la diurèse moléculaire totale. Ce rapport correspond à toutes les substances éliminées par le gomérule. Δ est lié à des substances élaborées et au chlorure de sodium, donc si on distrait la part qui revient au Na Cl, on aura par différence la part qui revient aux substances élaborées.

Une solution de Na Cl à 1 % ayant pour point de congélation — 0,60, la part de Δ qui revient au chlorure de sodium s'obtiendra en multipliant la quantité de chlorure de sodium contenue dans 100 cm³ d'urine par 100, c'est-à-dire par 60.

Le point cryoscopique des molécules élaborées sera

$$\delta = \Delta - (p \times 60)$$

et leur diurèse

$$\frac{\delta \times V}{P}$$

Le rapport $\dfrac{\Delta}{\delta}$ est le travail utile des reins.

Le rapport $\dfrac{\delta \times V}{P}$ varie de 2000 à 2500,

Mais cette méthode ne peut pas toujours être appliquée par suite de nombreuses causes d'erreurs, non recueillement de la totalité des urines, concentration de l'urine ou sa sédimentation, poids du sujet maigre ou gras, liaison du chlorure de sodium à l'alimentation, petites causes qui multipliées peuvent vicier le résultat.

2° *Cryoscopie du sang.* — Méthode de Kummel. Cet auteur part de cette théorie que le Δ du sang est fixe — 0,56 et que celui de l'urine est variable. Toutes les fois que le rein ne fontionne pas, augmentation du Δ du sang.

L'erreur de ce cette méthode est de partir d'une valeur fixe du Δ du sang.

3° *Cryoscopie de l'urine et du sang.* — Méthode de Léon Bernard. On prend le Δ du sang et celui de l'urine.

$$\frac{\Delta u}{\Delta s} = R$$

Ce rapport = 2,30 à 3,90

On multiplie ce rapport par le volume de l'urine $\frac{\Delta u \times V}{\Delta s}$ on a le nombre de molécules éliminées qui varie de 3000 à 4000.

2° EXAMEN CHIMIQUE DES URINES

Pratiquement on dose l'azote total, l'azote uréique,

l'acide urique, les chlorures, les phosphates, en tenant compte que ces éléments sont fonction du volume de l'urine.

Les résultats trouvés peuvent servir à établir des rapports qui ne nous donnent aucun renseignement sur la valeur des fonctions rénales.

3° EXAMEN HISTOLOGIQUE DES URINES

Si on laisse sédimenter une urine ou si on la centrifuge en examinant le culot ont peut trouver des éléments minéraux (urates, phosphates, oxalates, etc..), qui sont peu instructifs, et des éléments cellulaires.

Ces éléments cellulaires se divisent en 2 groupes :
1° éléments agglomérés ou cylindres urinaires, ils
2° éléments isolés ou cellules.

1° Les cylindres représentent des formations différentes, toutes d'origine cellulaire ou humorale et représentent les moules des tubes urinifères. Il vaut mieux pour les regarder ne pas centrifuger l'urine. On peut voir trois groupes de cylindres.

a) Cylindres homogènes : cyl. hyalins, cyl. colloïdes, cyl. graisseux, cyl. fibrineux, cyl. cylindroïdes ou muqueux.

b) Cylindres cellulaires : cyl. épithéliaux, cyl. granuleux.

c) Cylindres mixtes, granulo-graisseux, fibrino-graisseux, etc...

Les cylindres granuleux et granulo-graisseux sont les plus importants car ils caractérisent une néphrite.

2° Eléments cellulaires isolés ou cellules :

a) Cellules épithéliales qui proviennent des organes urinifères.

b) Globules blancs (pyurie).

c) Globules rouges (hématurie).

d) Spermatozoïdes.

e) Cellules néoplasiques.

f) Eléments microbiens.

4° EXAMEN PAR LA TOXICITÉ DE L'URINE

En 1883, Bouchard étudia cette question et attribua la toxicité de l'urine à divers poisons qui peuvent avoir des origines très différentes : éxogènes ou endogènes. Ces poisons sont nombreux, les uns sont minéraux (po'asse, chlorure de sodium, etc...), les autres organiques : cristallisables (ptomaïnes, leicomaïnes, etc...) ou non cristallisables (matières colorantes). On a longtemps attribué une grande partie de la toxicité à l'urée, cela est faux car l'urée est peu toxique et peut être injectée à hautes doses.

Pour déterminer cette toxicité urinaire, on recueille

les urines de vingt-quatre heures, on les mélange; on les filtre et on injecte dans la veine de l'oreille d'un lapin la quantité nécessaire pour amener la mort de l'animal.

On appelle urotoxie la quantité capable de tuer 1 kilogramme d'animal, et coefficient urotoxique la quantité d'urotoxie que l'homme fabrique par kilogramme en vingt-quatre heures.

L'urotoxie d'un sujet normal correspond à environ 40 cm^3 d'urine et le coefficient urotoxique est d'environ 0,461.

Si l'on constate que l'urotoxie augmente et que le coefficient baisse jusqu'à 0,2 on en conclut qu'il y a insuffisance rénale.

5° EXAMEN PAR LA MÉTHODE DES ÉLIMINATIONS PROVOQUÉES.

On étudie l'élimination d'une substance introduite dans le sujet. Plusieurs corps ont été employés mais les principaux sont le bleu de méthylène (Achard), la phénolsulfonaphtaleine (Groghty et Cabot) et la phloridzine (Achard et Delamare), l'albumine (Castaigne), le chlorure de sodium (Achard et Lœper). Nous étudierons les trois premiers.

a) Epreuve du bleu de méthylène. — Il est soluble dans l'eau et est dénué de toute toxicité. Il peut pas-

ser dans l'urine à l'état de chromogène qui provient
d'une réduction et pour avoir le bleu il suffit d'oxy-
der à l'aide d'acide acétique à chaud.

On fait uriner le malade et on lui injecte dans la
fesse 1 cm³ de solution aqueuse stérilisée de bleu à
1/20, soit 5 centigrammes.

On recueille l'urine une demie heure après l'injection, puis trois heures après, puis six heures, puis
vingt-quatre heures. On dose le bleu de méthylène
et son chromogène. A l'état normal l'élimination
commence un quart d'heure après, atteint son maximun au bout de trois heures et se termine vers la
cinquante-sixième heure.

Mais le début peut être avancé dans les néphrites
hydropigènes ou reculé dans les néphrites hydruriques, de même que la durée d'élimination peut être
augmentée ou diminuée. Elle est augmentée jusqu'à
cinq ou six jours dans les néphrites hydruriques et
diminuée jusqu'à moins de dix-huit heures dans les
néphrites hydropigènes.

b) Epreuve de la Phénolsulfonaphtaleine. — C'est
une poudre cristalline, rouge en solution alcaline qui
donne avec le sodium, un sel qui peut être stérilisé.
Ce sel apparaît dans l'urine soit après absorption
buccale ou injection. Il ne cause aucun dommage
aux reins.

On fait uriner le malade, on lui fait boire un ou

deux verres d'eau, puis on lui injecte 0 gr. 006 de phénolsulfonaphtaleinate de sodium dissous dans 1 cm³ d'eau.

Le début de l'élimination a lieu dix minutes après l'injection. On recueille l'urine dans des tubes à essai, on ajoute quelques gouttes de soude, on complète avec de l'eau jusqu'à un volume déterminé et on compare la coloration obtenue avec celle d'une solution titrée de phénolsulfonaphtaleine. A l'état normal la quantité éliminée dans la première heure est de 50 %, de 17 % dans la deuxième et la totalité dans six à huit heures. Dans les néphrites, l'excrétion est toujours réduite.

c) Epreuve de la Phloridzine. — La phloridzine injectée provoque un diabète par un mécanisme qui nous est inconnu.

On fait uriner le malade et on lui injecte 1 cm³ de solution de phloridzine à 1 pour 200. Chez un sujet normal, le sucre apparaît une demie heure après, la glycosurie dure de deux à quatre heures et la quantité de sucre éliminé est de 2 à 3 gr. Quand il y a des lésions rénales on observe de l'hypoglycosurie et même de l'aglycosurie.

6° Examen des urines et du sang par la
méthode du débit uréique.

La valeur de la fonction uréique d'un rein peut
être étudiée de trois façons :

a) Par l'urée de l'urine.

b) Par l'urée du sang.

c) Par comparaison de l'urée du sang et de l'urée
de l'urine.

a) Fonction uréique du rein étudiée par l'urée de
l'urine.

Chez un sujet normal la proportion varie suivant la
quantité d'urée contenue dans le milieu sanguin, par
conséquent l'urée urinaire indiquera le degré d'alimentation azoté du sujet. Le rein apparaît donc
comme un organe régulateur. Chez un rein malade
l'élimination est diminuée, il y a alors accumulation
d'urée dans le sang. Cette méthode ne peut donner
la valeur d'élimination.

b) Fonction uréique du rein étudiée par l'urée du
sang.

Supposons le rein insuffisant, la conséquence est
que l'urée s'accumule dans le sang. Le taux normal
de l'urée dans le sang est de 0,15 à 0,50 par litre de
sérum. Toutes les fois que l'on trouvera une proportion au-dessus de 0,50 il y a rétention azotée. La
quantité d'urée dans le sang résulte de deux facteurs,

de l'urée qui vient de l'organisme et de l'urée qui part, on est alors obligé de connaître la quantité de matières azotées ingérées.

c) Fonction uréique du rein étudiée par comparaison de l'urée du sang et de l'urée de l'urine (constante d'Ambard).

Cette méthode est basée sur ce fait, que le rein est placé entre l'urine et le sang et il faut savoir :

1° Que lorsque la concentration de l'urée s'élève dans le sang, le rein élimine une plus grande quantité d'urée ; ainsi l'urée ne s'accumule pas.

2° Que lorsque l'urine augmente, toute proportion res'ant la même du côté du sang, l'urée diminue en proportion dans l'urine, mais reste la même en quantité totale.

M. Ambard a trouvé qu'il existait des rapports constants entre le taux de l'urée dans le sang, la concentration uréique dans l'urine et le débit uréique ; et il les a exprimés sous forme de lois.

Déjà, en 1856, un auteur, Picard, avait signalé l'intérêt de la question, puis Chalvet et dans ces dernières années, Gréhant avaient voulu dégager la valeur du rein d'après ces données.

Technique. — Le sujet urine à fond et à partir de ce moment l'expérience commence. On note l'heure, dix minutes après on prend le sang nécessaire, soit

40 cm³ environ: Puis trente-six minutes après le début on retire de la vessie l'urine excrétée.

Dans les formules qui suivent, nous avons :

Ur = urée du sérum, C = concentration de l'urée dans l'urine, D = débit uréique, P = poids du sujet, il faut tenir compte du volume total de l'urine, V.

$$D = V \times C.$$

1re loi. — Lorsque le rein débite l'urée à une concentration constante, le débit uréique des vingt-quatre heures varie proportionnellement au carré de la concentration dans le sang.

$$D = \frac{Ur^2}{K^2} \quad \text{ou} \quad \frac{Ur}{\sqrt{D}} = K.$$

2e loi. — Lorsqu'avec une concentration d'urée constante dans le sang, le sujet débite de l'urée avec concentration variable, le débit de l'urée est inversement proportionnel à la racine carrée de la concentration de l'urée dans l'urine.

$$D = \frac{1}{\sqrt{C}} \quad \text{ou} \quad D = \sqrt{C} = 1.$$

M. Ambard propose comme terme de comparaison une concentration étalon qu'il fixe à 25 ⁰⁰/₀₀

$$\frac{D\,25}{D} = \frac{\sqrt{C}}{\sqrt{25}}$$

$$\text{ou} \quad D\,25 = \frac{D \times \sqrt{C}}{\sqrt{25}}.$$

3ᵉ loi. — Qui découle des précédentes. Quand les concentrations uréiques varient dans le sang et dans l'urine le débit uréique D varie en proportion directe du carré de la concentration de l'urée sanguine et en proportion inverse de la racine carrée de la concentration de l'urée urinaire.

$$D = \frac{Ur^2}{\sqrt{C}}$$

d'ou $K = \dfrac{Ur}{\dfrac{\sqrt{D \times \sqrt{C}}}{5}} = 0,063$ à $0,08$ pour des sujets pesant 63 Kg.

M. Ambard a été obligé de prendre un étalon de poids, il a pris 70 kilogrammes. Il a écrit :

$$\text{Débit uréique} = \frac{D \times 70}{P}$$

d'ou $\dfrac{Ur}{\dfrac{\sqrt{D \times \frac{70}{P} \times \sqrt{C}}}{5}} = K.$

Pour les hommes normaux M. Ambard a trouvé :

$$K = 0,063 \text{ à } 0,08$$

Dire qu'un sujet a une constante d'une valeur deux ou trois fois plus forte que la normale, signifie que pour éliminer la même quantité d'urée qu'un sujet sain, il faut qu'il concentre deux ou trois fois l'urée de son urine.

D'après MM. Ambard et Weill cette constante s'appliquerait aussi aux chlorures.

Une constante de 0,10 indique une insuffisance légère
  — 0,20   —   très marquée
  — 0,50   —   absolue

7° EXAMEN DE LA FONCTION DE CHACUN
DES DEUX REINS

Il date de 1896, date à laquelle la technique urologique permit l'étude en favorisant la récolte de l'urine de chaque rein. Cette récolte se fait à l'aide de trois procédés.

1° Par compression de l'uretère pour empêcher l'écoulement de l'urine de ce rein.

2° Par introduction dans la vessie d'un instrument qui la séparera en deux (séparateur) (Lambotte, Luis, Cathelin).

3° Par cathéterisme des uretères (Casper et Richter, Albarran et Imbert).

Albarran s'est demandé quelle est la valeur d'un rein pris isolément.

Quand on recueille les urines des deux reins, on trouve des différences qualitatives et quantitatives, la faculté d'adaptation est celle d'un rein normal, un rein malade perd cette faculté, sa sécrétion est plus uniforme.

Polyurie expérimentale. — Dans chaque uretère on place une sonde uretérale à bout coupé et on ne commence à recueillir les urines que vingt minutes après, pour éviter les actions reflexes. On recueille les urines de chaque rein pendant une demi-heure et on note la quantité éliminée par chacun d'eux. On fait boire au malade un demi-litre d'eau d'Evian et on recueille les urines pendant une nouvelle demi-heure et on note leur volume. A l'état normal on constate que les deux reins modifient leur fonctionnement d'une façon identique.

Si le fonctionnement des deux reins est défectueux on ne constate que des modifications légères dans la quantité et la qualité de l'urine éliminée dans chaque demi-heure.

Si l'un des reins est lésé et l'autre sain, on constate que la quantité éliminée par le rein malade n'augmente pas, alors que le rein sain est polyurique.

CHAPITRE V

Les Syndromes de Widal
dans les Néphrites chroniques

« Abandonnant les procédés d'exploration anté-
rieurs, dit Merklen, Widal, n'étudie plus le travail
global des reins, mais précise l'activité de la glande
pour chacune des substances à excréter.; au lieu de
retenir l'élimination de substances étrangères à l'organisme, il s'arrête à celle des chlorures et de l'urée
qui sont les constituants essentiels de l'urine; il
compare méthodiquement l'ingestion et l'excrétion
de ces produits, et par l'établissement de leur bilan
et la détermination de leur rôle dans l'économie, il
met en lumière le mécanisme de la rétention. C'est
dans ce sens qu'il dissocie le travail des cellules rénales. Tantôt, constate-t-il, est rompue la barrière que
l'appareil glomérulo-tubulaire offre normalement au
passage des albumines du sérum; tantôt, à celle de
l'urée. Et, au lieu de continuer à envisager l'étude

d'ensemble de l'urémie qui représente la somme de
tous ces fléchissements et d'autres probablement
encore, il en dégage les syndrômes liés à chacune
des trois fonctions déficitaires; après les avoir isolés, il est en état d'interprêter leur association ».

Widal se basant donc sur les fonctions rénales
établit quatre syndromes que nous allons étudier
séparément.

1° *Syndrôme urinaire*. — C'est celui que l'on ren-
contre le plus souvent. Les éléments qui le compo-
sent sont l'albuminurie, la cylindru ie, la leucocytu-
rie et l'hématurie. C'est donc la fonction rénale
qui s'oppose à la transsudation des albumines qui
est troublée, les chlorures et l'urée traversant toujours
normalement le tissu rénal.

La diurèse reste normale, le cœur a son volume
habituel et l'auscultation ne révèle ni bruit de galop
ni retentissement diastolique à l'aorte.

Ce syndrome peut rester longtemps inaperçu et
ce n'est qu'après une analyse d'urine, que le malade se révèle brightique.

Ce type peut rester pur, mais l'apparition des
signes liés aux autres syndromes est toujours
possible et par suite aggravation de la maladie.
L'élimination de l'albumine peut augmenter sous
diverses influences telles que fatigue, infection, etc...

4

Le régime lacté est inutile, on doit lui préférer un régime reconstituant.

Pendant la durée de la maladie qui peut être très longue, on doit surveiller les reins.

2° *Syndrome d'hypertension vasculaire.* — Il correspond à la forme hypertensive de Castaigne. C'est le syndrome d'hypertension qui domine et de beaucoup. En effet les symptômes du brightisme proprement dit sont réduits au minimum, l'albuminurie est parfois absente, de plus il n'y a ni rétention azotée, ni rétention chlorurée. Ce qui est apparent ce sont les signes à l'hypertension : le cœur est gros, hypertrophié à gauche. Le bruit de galop s'entend, le second bruit est renforcé. Le pouls est dur, tendu, et donne au sphygmomanomètre une pression qui mesure jusqu'à 25 ou 30. A cette hypertension est due aussi, ce que Dieulafoy appelle les petits signes de brightisme : céphalée, vertiges, troubles de la vue, bourdonnements d'oreille, crampes musculaires, soubresauts tendineux, phénomène « du doigt mort » « ou de la « main morte ».

Comme on peut s'en rendre compte le syndrome d'hypertension est de beaucoup le plus important. C'est d'ailleurs à lui que sont dues les complications de cette forme de néphrites, ce sont les œdèmes du poumon, les ruptures vasculaires, tantôt bénignes

telles que l'hématurie rénale ou l'hémorragie réti-
nienne, tantôt plus graves, telles que les grands
épistaxis ou les hémorragies méningées ou céré-
brales.

Le myocarde peut aussi fléchir et l'asystolie est le
terme final.

Cette forme clinique peut avoir une deuxième phase
dans laquelle les autres symptômes apparaissent ;
l'albumine augmente, la retention chlorurémique détermine des œdèmes et la rétention azotémique peut
apparaître.

Cette maladie est d'une extrême fréquence, elle
frappe surtout le sexe masculin après 50 ans. De
nombreuses théories ont été faites pour expliquer la
pathogénie en particulier celle qui lui attribue une
origine surrénale.

A notre avis ce syndrome serait dû à la non perméabilité du rein aux corps hypertenseurs tels que
l'adrénaline et l'urohypertensine de MM. les Prs Abe-
lous et Bardier. Injectés à doses répétées ces corps
provoquent de l'athérome artériel en même temps
que de l'hypertrophie du cœur. Ce ne serait pas la
seule maladie où l'urohypertensine serait retenue,
dans l'urine des artério-scléreux on n'en retrouve
que peu ou pas.

D'ailleurs le traitement vient à l'appui de notre
théorie : emploi de médicaments vaso-dilatateurs

tels que la trinitrine, le nitrite d'amyle, le gui qui
neutralisent les effets des hypertenseurs. Emploi de
diurétiques rénaux tels que la théobromine pour,
en augmentant la diurèse, diminuer la pression sanguine et faciliter l'évacuation des corps nocifs.

On ordonnera le régime lacto-végétarien qui intro-
duira le moins de produits toxiques dans l'organisme.

3° *Syndrôme chlorurémique.* — Nous avons vu,
dans un chapitre précédent, le rôle du chlorure de
sodium en pathologie, l'ensemble des symptômes
de la rétention de ce sel forme le syndrôme chlorurémique qui correspond à la néphrite hydropigène de
Castaigne. Cette rétention se traduit par des œdèmes
périphériques ou profonds. Pour déceler ces derniers,
on sera obligé d'établir le bilan des chlorures ingérés
et des chlorures excrétés. Un procédé plus simple
est la pesée du malade dans les mêmes conditions,
l'augmentation de poids peut être un renseignement
utile.

Un des grands mérites de Widal est d'avoir établi
la part qui revient à la rétention chlorurée dans les
différentes formes de l'urémie.

C'est ainsi que les accidents de l'urémie respiratoire : hydrothorax double, pleurésie brightique,
œdème du poumon qui forment la bronchite albuminurique peuvent lui être attribués.

Les vomissements répétés et la diarrhée dans certains cas d'urémie digestive relèvent du même processus.

De même la céphalée, les crises éclamptiques, le coma, la respiration de Cheyne-Stockes, dans l'urémie nerveuse de certains brightiques qui ne sont ni hypertendus, ni azotémiques.

Ce syndrôme a pu être observé à l'état de pureté. L'albuminurie était abondante, mais le sang ne contenait pas d'urée en excès. La tension artérielle était normale ou diminuée, le bruit de galop faisait défaut.

Dans ce cas « la mort survient d'habitude non du fait d'accidents néphrétiques, mais par suite de la cachexie progressive ou de complications infectieuses intercurrentes. L'azotémie peut cependant survenir comme complication clôturale ».

La cure de déchloruration de ces brightiques est devenue classique, ses limites seront fixées par la tolérance de chaque malade. Cette cure sera aidée par l'administration de théobromine et de théocine qui concoureront à assurer les décharges hydrurique et chlorurique, et abaisseront aussi par là même le seuil de l'excrétion chlorurée.

4° *Syndrôme azotémique.* — Le mot azotémie signifie rétention de l'azote dans le sang, on l'exprime généralement par la rétention de l'urée. Nous avons

déjà vu que les accidents dus à cette rétention sont
tota'ement opposés à ceux de la rétention chlorurée.
C'est une rétention sèche dont les débuts sont tout à
fait insidieux, aussi doit-on toujours chercher à la
déceler. « Je préfère, dit Widal, me passer de la
recherche de l'albumine dans l'urine d'un brightique
que du dosage de l'urée dans son sang ».

De plus le pronostic d'une rétention azotée est toujours sombre, car les accidents dûs à cette rétention
sont rebelles à toutes médications et à tous régimes
à l'inverse de la rétention chlorurée.

Nous avons déjà étudié les symptômes de cette
maladie, ils sont d'ordre gastro-intestinal (urémie
avec dégoût alimentaire, vomissements, stomatite,
entérite, ulcérations intestinales, selles sanglantes)
et d'ordre cérébral (urémie nerveuse avec torpeur,
somnolence, coma). A côté, nous trouvons quelques
accidents, tels que le prurit, la péricardite brightique,
l'anémie, la rétinite brightique.

On a encore trouvé, accompagnant l'azotémie, la
lipémie et l'hypercholestérinémie.

Tels sont les grands syndrômes des néphrites chroniques; ils peuvent exister à l'état pur ou se sura-
jouter. On devra donc spécifier, pour chaque malade
en particulier, qu'il s'agit d'une néphrite avec chlorurémie, ou avec azotémie, ou avec hypertension,
ou au contraire d'une néphrite avec chlorurémie et

hypertension, avec chlorurémie et azotémie, hypertension et azotémie, etc.

Dénomination des Néphrites

Reprenant, au point de vue purement clinique,
l'étude des divers syndrômes établis par Widal, Castaigne classe les néphrites de la même manière, mais
sous des noms différents et fait correspondre :

1º Au syndrôme urinaire, la néphrite chronique
albumineuse simple ;

2º Au syndrôme d'hypertension, la néphrite chronique hypertensive ;

3º Au syndrôme chlorurémique, la néphrite chronique hydropigène ;

4º Au syndrôme azotémique, la néphrite chronique
hydrurique.

Et c'est d'après cette dernière classification que
nous nommerons, dans les observations que nous
allons maintenant présenter, les diverses néphrites
chroniques.

OBSERVATIONS

OBSERVATION I

Néphrite chronique mixte hypertensive et hydropigène

S..., 57 ans, cordonnier, salle N. D., 28.

A. H. Père mort à l'âge de 70 ans de maladie d'estomac. Mère morte hémiplégique à 70 ans.

A. C. Deux sœurs bien portantes. Un frère mort d'aliénation mentale. Marié deux fois : sa première femme est morte syphilitique ; sa deuxième femme est bien portante, il a eu d'elle deux fils dont l'un est sous les drapeaux, l'autre est mort à trois mois.

A. P. Pas de maladies dans son enfance. A 17 ans, il a contracté la syphilis.

Début. — En 1910, il a commencé à présenter de la dyspnée d'effort et des œdèmes d'abord localisés à la partie inférieure des jambes et bientôt généralisés à tout le corps ; on constate en outre la présence de l'albumine dans les urines ; il entre alors pour la première fois à l'hôpital où le diagnostic de néphrite est porté. Sous l'influence du régime lacté, les œdèmes et la dyspnée disparaissent rapidement et le malade peut reprendre ses occupations habituelles. Mais depuis il a du interrompre à plusieurs reprises son travail et, en quatre ans, il a fait neuf séjours à l'hôpital; il y est entré, la dernière fois, le 25 mars 1915.

Etat actuel. — Homme robuste, bien constitué. Facies congestionné et resp'ration extrêmement pénible (dyspnée d'effort). Il présente en outre un œdème considérable des membres inférieurs remontant jusqu'à la moitié supérieure de la cuisse; le dos des mains est aussi œdématié ainsi que la figure.

Système nerveux. — Les reflexes rotuliens sont abolis. Les autres reflexes et la sensibilité générale sont bien conservés.

Appareil respiratoire. — On constate des symptômes d'emphysème pulmonaire et de l'œdème aux deux bases.

Appareil circulatoire. — Le cœur est hypertrophié, la pointe bat dans le 6e espace intercostal et l'aorte est légèrement dilatée : elle dépasse le creux sus-sternal. Les artères sont dures et sinueuses; il existe du pouls veineux au niveau des veines jugulaires. La tension artérielle est élevée 25/11,5.

Urines. — Les urines renferment une grande quantité d'albumine (4 gr. $^o/_{oo}$).

Le *diagnostic* de néphrite chronique s'impose chez
ce malade, mais il présente en outre de la sclérose
cardiaque et de la dilatation de l'aorte.

Nous avons étudié chez lui la valeur fonctionnelle
des reins à l'aide des différents procédés d'exploration clinique.

Nous avons successivement fait l'épreuve du bleu
de méthylène, l'épreuve de la chlorurie et de l'azoturie
alimentaire; nous avons dosé l'urée dans le sang et
établi la valeur de la constante d'Ambard.

Les urines ont été recueillies chaque jour avec
soins, nous y avons dosé l'albumine, l'urée et les
chlorures en tenant compte des chlorures ingérés.

Voici, résumés dans un tableau, les résultats
obtenus :

	Volumes	Albumine	Chlorure Ingérés	Excrétés	Urée	Poids du Malade
26 mars ..	1.700	4	》	》	₽	》
	Dégitaline.					
27 — ..	2.400	2	》	》	》	》
28 — ..	2.000	3	》	》	》	》
29 — ..	2.000	3	5,81	6,43	21,62	》
30 — ..	2.400	1,8	6,12	7,10	22,83	》
31 — ..	3.300	1,8	6,28	7,56	20,15	》
1er avril ..	2.600	1,8	5,65	6,20	23,37	》
2 — ..	3.200	1	6,10	6,66	22,86	》
3 — ..	3.200	1	6,45	7,94	22,30	》
4 — ..	3.000	1,2	6,22	7,25	21,35	》

	Volumes	Albumine	Chlorure		Urée	Poids du Malade
			Ingérés	Excrétés		
5 — ..	3.000	1,6	5,38	5,62	24,30	»
6 — ..	2.600	2,5	5,88	6,84	23,80	»
					+ 10 gr. urée ingérés.	
7 — ..	2.500	1.55	6,30	6,76	32.05	»
8 — ..	2.000	1,4	5.50	5,80	24.36	»
9 — ..	1.600	1,58	5,28	6,05	20,32	»
10 — ..	1.800	1,4	5,30	5,95	21,15	»
11 — ..	2.000	1,4	5,80	5,70	23.40	»
12 — ..	1.700	1,8	6,05	5,32	21,66	68
13 — ..	850	2	Régime ordin.	5,87	27,80	69,500
14 — ..	1.100	4	id.	7,40	24,60	70
15 — ..	2.400	3	id.	7,60	23,82	72,500
16 — ..	3.400	2,2	5,10	13,40	22,68	72
17 — ..	3.600	2	5,45	8,90	20,30	71
18 — ..	4.000	»	6,05	9,15	19,80	70,500
19 — ..	3.500	»	5,80	6,80	21,15	70
20 — ..	4.400	»	»	»	»	70
21 — ..	3.400	»	»	»	»	69,500

Epreuve de l'azoturie alimentaire. — Lorsque l'équilibre azoté s'est produit on fait ingérer au malade 10 grammes d'urée, on constate que l'élimination de l'urée qui ne dépassait pas chaque jour 24 grammes monte le lendemain à 32 grs. 05.

Urée du sang. — Une prisée de sang donne 0,33 durée par litre de sang.

Constante d'Ambard :

Poids du malade . . . . 67 Kg.
Urines de 30' 57 cm³.50
Urines des 24 heures. 2760
Urée de l'urine par litre. . . . . , 12,50
Urée de l'urine par 24 heures. . . . 34,44
Urée du sang. 0,33
C = 0,063.

Epreuve du bleu de méthylène. — On fait une injection de 0,05 de bleu à 12. h. 1/4. Le bleu apparaît dans les urines une demi-heure après et son élimination va en croissant pour atteindre un maximum à 12 h. 1/4 puis elle passe par un minimum à 14 h. 3/4 puis par un second maximum à 17 h. 1/4. L'élimination est très abondante et se termine, en 18 heures. Le chromogène apparaît et disparaît de même.

Bilan des chlorures. — Le malade a été mis dès son entrée à l'hôpital au régime lacté, sous l'influence de ce régime les œdèmes ont disparu. En dosant les chlorures ingérés et les chlorures excrétés, on constate que ce malade élimine journellement en moyenne 6 grammes de Na Cl. Il pèse alors 68 kilogrammes. Les 12-13 et 14 mars le malade est mis au régime ordinaire. Il n'élimine pendant ces journées que 5,87, 7,40 et 7,60 de Na Cl et son poids passe de 68 kilogrammes à 69.500 puis à 70 et enfin

à 72 k. 500. Le 13 au matin on constate des œdèmes des membres inférieurs, le 14 les paupières sont
œdématiées et le 15 le dos des mains.

A partir du 15, le malade est mis au régime lacté
et à la théobromine. Le malade élimine alors beaucoup plus de chlorures qu'il n'en ingère, ses œdèmes
disparaissent en même temps que son poids diminue.

En résumé, l'étude des fonctions du rein chez
ce malade nous a montré l'existence de troubles de
la perméabilité rénale au bleu de méthylène, l'absence de toute rétention azotée et l'existence au contraire d'une rétention notable des chlorures ingérés,
comme d'autre part ce malade présente une hypertension artérielle notable, nous sommes en droit de
conclure à l'existence chez lui d'une néphrite chronique à la fois hydropigène et hypertensive.

Le régime hypochloruré, associé à la médication
diurétique, a produit chez lui les meilleurs résultats
et a amené la disparition rapide des œdémes,

OBSERVATION II

Néphrite chronique hydropigène

P. 47 ans, grillageur, salle N. D., 20.

A. H. Père mort à 55 ans, d'une affection cardiaque.

Mère morte à 68 ans.

A. C. Frère mort à 46 ans, d'une affection aiguë.
Sœur âgée de 50 ans, bien portante.

A. P. A eu la rougeole dans son enfance. Bonne santé habituelle, mais douleurs lombaires et coliques intestinales fréquentes. Pas de maladies vénériennes. Ethylisme et tabagisme léger.

Marié à 28 ans, pas d'enfants.

Début. — Depuis deux ans environ, grande lassitude, inappétence, dyspnée d'effort, toux quinteuse se produisant surtout pendant la nuit et s'accompagnant parfois de vomissements avec une expectoration peu abondante. Amaigrissement léger. Depuis le 1er janvier sensation plus grande de fatigue, fièvre vespérale, insomnie, sueurs, anorexie, douleurs lombaires vagues.

Le malade entre à l'hôpital le 24 janvier en présentant de la dyspnée d'effort et des vomissements.

Etat actuel. — Le malade est amaigri, il pèse 54 kilogrammes, il présente un léger œdème prétibial. La température oscille entre 37,5 et 38.

Appareil digestif. — Langue saburale. Pas de diarrhée, inappétence à peu près absolue. Vague sensibilité de l'abdomen à la percussion. Foie gros et sensible.

Appareil respiratoire. — Submatité aux deux som-

mets avec exagération des vibrations vocales surtout
accusée à gauche. De plus il présente des râles humi-
des aux bases et une respiration soufflante.

Appareil circulatoire. — Le cœur est gros, la pointe
bat dans le 6e espace intercostal et à deux travers
de doigt en dehors du mamelon. Les atères sont
dures et sinueuses, le pouls est à 128. La tension
artérielle est 22/11.

Urines. — Les urines sont rares, foncées, et contiennent 2.20 d'albumine par litre.

On porte chez ce malade le diagnostic de congestion
rénale aiguë au cours d'une néphrite chronique.
Sous l'influence du régime lacté associé à la théobromine, les œdèmes périphériques se résorbent; l'albumine disparaît presque complètement et l'état général
s'améliore rapidement.

Il était intéressant d'étudier dans ce cas l'état de
la perméabilité rénale. Nous avons fait l'épreuve du
bleu de méthylène et de la phloridzine, nous avons
établi le bilan des chlorures et la valeur de la constante d'Ambard.

Voici les résultats obtenus :

Bilan des chlorures. — On établit le bilan des chlorures tant que le malade est au régime l'acté. On a :

	Volume	Albumine	Chlorure		Urée
			Ingérés	Excrétés	
12 févr. ..	1.700	traces	4,40	2,89	»
14 — ..	2.000	—	6,60	5	»
. . . .					
29 mars..	2.100	—	6,05	9,88	20,40
30 — ..	2.300	—	6,80	11,20	19,85
31 — ..	2.500	—	6,90	13,60	22,66
1er avril ..	1.100	—	5.62	10,81	18,65
2 — ..	1.700	—	7,50	12 gr	20,48
			Régime ordinaire.		
3 — ..	1.600	—	?	12,76	22,80
4 — ..	2.000	—	?	11,25	24,62
5 — ..	1.600	—	?	?	22,60
6 — ..	2.200	—	?	?	28,10

On voit d'après le tableau que la rétention chlorurée qui se faisait au début, diminue sous l'influence du régime lacté, et parallèlement on pouvait observer la disparition des œdèmes.

Constante d'Ambard. — On établit la constante.

Poids du malade. .... 64 Kg
Urines des 30'................. 36 cm³ 5
Urines des 24 heures........... 1750
Urée de l'urine par litre .... 18 gr
Urée de l'urine par 24 heures.... 31,50
Urée du sang. 0,42
$$C = 0,07.$$

On remarque qu'il n'y a aucune rétention azotée :

5

Epreuves du bleu de méthylène. — On injecte au
malade 5 centigrammes de bleu à 9 h. 1/4, et on constate que l'apparition des urines colorées a lieu une
démi-heure après, à 9 h. 3/4. L'élimination du bleu
se fait d'une façon abondante, et va en progressant
jusqu'à un maximum qui a lieu à 12 h. 3/4. L'élimination diminue ensuite, puis augmente à nouveau
pour passer par un nouveau maximun à 18 h. 3/4.
L'élimination va en ensuite continuellement en dé-
croissant pour cesser au bout de trente heures. Le
chromogène suit une courbe analogue.

Epreuve de la phloridzine. — On injecte au malade 5 milligrammes de phloridzine à 11 h. 3/4, et on
recueille les urines à diverses époques. On obtient :

	Volumes	Glucose
12 1/4	4	néant
12 3/4	65	0,4 9
13 3/4	90	0,66
14 3/4	88	0,38
15 3/4	102	0,21
16 3/4 ....,...	110	traces
17 3/4	96	néant
TOTAL........		1,74

En résumé, l'épreuve du bleu de méthylène et de
la phloridzine ont montré qu'il n'existait pas de
trouble de l'élimination provoquée. Le dosage de l'urée

dans le sang, la détermination de la constante d'Ambard ont indiqué l'absence de toute rétention azotée appréciable. Seule la détermination du bilan des chlorures a décelé l'existence d'une rétention chlorurée légère. Nous sommes donc en droit de conclure chez ce malade à l'existence d'une congestion rénale aiguë et passagère au cours d'une néphrite chronique hydropigène.

OBSERVATION III

Néphrite chronique albumieuse simple

X..., 23 ans, maréchal-des-logis.

A. H. Mère morte à 45 ans d'une affection rénale que le malade ne peut désigner.

A. P. A eu la rougeole à l'âge de 8 ans et la scarlatine à 13 ans.

Début. — Souffrant de douleurs lombaires, le malade fit analyser ses urines et l'on trouva :

Volume...............	1400 cm³
Chlorures............	11,55 par 24 h.
Urée................	22,06 —
Albumine...........	0,73 —

La présence de l'albuminurie, associée aux douleurs lombaires, fit porter chez ce malade le diagnostic de néphrite, dont l'origine paraissait devoir être attribuée à la scarlatine qu'il avait eu à l'âge de 13 ans.

Pour préciser la nature de cette néphrite et avoir
des indications sur le traitement qu'il y aurait lieu
d'instituer, on procéda à l'étude des diverses fonctions
rénales.

Epreuve du bleu de méthylène. — L'élimination du
bleu et de son chromogène se fit normalement en
trente heures.

L'épreuve de la phloridzine ne décela pas non plus
de troubles appréciables de la glycosurie.

Il n'existe pas chez ce malade de symptômes
d'*hypertension artérielle.* La tension était de 17.

Toute *rétention azotée* faisait aussi défaut. Le dosage de l'urée dans le sang ne fit constater que la
présence de 0 gr. 36 d'urée par litre.

Bilan des chlorures. — Enfin, il n'existait pas de
rétention chlorurée. Le malade fut mis au régime
lacté, et on lui fit ingérer chaque jour une quantité
déterminée de chlorure de sodium et on dosa la quantité éliminée, on trouva :

	Chlorures ingérés	Chlorures excrétés
20..........	7,20	7,72
21..........	6,40	6,85
22..........	6,80	7,32
23..........	6,50	7.15
24..........	8,10	7,85
25..........	12,35	12,20

donc aucune rétention chlorurée.

En revanche, l'albuminurie était notable et variait de 0,60 à 1,25, elle constituait, en dehors des douleurs lombaires accusées par le malade, le seul symptôme de la lésion rénale. Les œdèmes n'existaient pas. Nous étions donc en droit de conclure à l'existence d'une *néphrite chronique albumineuse simple*.

Le régime lacté fut institué pendant un certain temps, mais n'ayant amené aucune diminution dans l'élimination de l'albumine, il fut abandonné, et le malade se soumit au régime ordinaire sans ressentir jamais aucun malaise.

OBSERVATION IV

Néphrite chronique albumineuse simple

R..., âgée de 27 ans, ménagère.

Rien d'important à signaler dans ses antécédents héréditaires et personnels. N'a eu que la rougeole dans son enfance, et depuis a toujours joui d'une bonne santé.

Début — Néanmoins, depuis plusieurs années, elle se plaignait de douleurs lombaires se produisant sous forme de crises ; c'est au cours de l'une de ces crises qu'elle fit analyser ses urines et que l'on constata la présence de l'albumine qui a toujours persisté depuis. La malade entre à l'hôpital.

Etat actuel. — La malade est robuste, elle pèse 62 kilogrammes, elle ne présente aucun œdème.

On ne trouve aucun signe d'hypertension, le pouls est mou et dépressible, à l'auscultation on ne trouve aucun bruit de galop. La tension artérielle est de 16.

Les urines donnent à l'analyse :

Volume...............	2300 cm³
Densité...............	1011
Chlorures............	16,91 par 24 h.
Urée.................	23,38 —
Acide urique.........	1,058 —
Albumine...	1,86 —
Glucose..............	néant —

La malade n'accuse qu'un surcroît de fatigue générale et des douleurs lombaires. On étudie la valeur des diverses fonctions rénales pour établir un diagnostic précis.

L'épreuve du bleu de méthylène a donné lieu à une élimination assez prolongée (70 heures), signe d'une légère insuffisance rénale.

On ne trouve aucune *rétention azotée*, le sérum sanguin contenant 0 gr. 42 d'urée par litre.

L'épreuve de la chlorurie alimentaire ne signale aucune rétention chlorurée. On soumet la malade au régime lacté et de temps à autre on ajoute du chlorure de sodium à son alimentation. On dose les chlorures ingérés et excrétés.

	Chlorures ingérés	Chlorures excrétés
7 mars	5,20	5,25
8 —	5,40	5,35
9 —	14,80	13,95
10 —	6,10	6,38
11 —	5,75	5.82
12 —	15,60	14,27

L'élimination des chlorures se fait donc normalement. Le séjour au lit et le régime lacto-végétarien ne suspendent pas l'albuminurie, seul, le régime lacté amène une légère diminution. La malade est remise au régime ordinaire et surveillée, un an après aucune complication n'était survenue.

En résumé, l'absence de rétention chlorurée ou azotée et de symptômes d'hypertension, et la présence constante au contraire de l'albumine dans les urines, associée à une diminution légère de la perméabilité rénale au bleu de méthylène, nous font conclure à une néphrite chronique albumineuse simple.

OBSERVATION V

Néphrite chronique hypertensive

D..., âgée de 66 ans.

Rien d'important à signaler dans ses antécédents héréditaires et personnels. Elle a eu deux enfants, tous deux en bonne santé.

Début. — Elle est déjà entrée à l'hôpital il y a quatorze mois pour des troubles dyspneiques qui auraient débuté trois ans auparavant.

Etat actuel. — La malade est essoufflée, son faciès est congestionné, elle présente de l'œdème des membres inférieurs.

Le cœur est très hypertrophié, la pointe bat dans la 6e espace, le choc est large et globuleux ; les artères sont dures et sinueuses, tachy-arythmie très accusée, pression artérielle : 26. A l'auscultation, bruit de galop très net et retentissement du bruit diastolique aortique.

L'analyse des urines donne.

Volume................	1100 cm³
Chlorures.............	12,15 par 24 h.
Urée.................	21,80 —
Albumine.............	2,76 —
Glucose..............	néant —

Les analyses effectuées durant l'évolution de la maladie donnèrent toujours des résultats semblables à ceux-ci, la seule différence consistait en la variabilité du taux de l'albumine qui parfois disparaissait.

On applique chez cette malade les différents procédés d'exploration des fonctions rénales.

Epreuve du bleu de méthylène. — Cette substance commence à apparaître dans les urines au bout de la première demi-heure et elle est complètement éliminée en quarante-huit heures. Donc élimination normale.

Dosage de l'urée dans le sang. — L'analyse d'une prise de sang donne 0,32 d'urée par litre de sérum, donc aucune rétention azotée.

Elimination des chlorures. — L'établissement du bilan des chlorures indique une élimination normale des chlorures.

Marche de la maladie. — La malade fut améliorée par le régime lacto-végétarien et les toni-cardiaques. Néanmoins elle présente de temps en temps des crises nocturnes d'œdème aigu du poumon avec expectoration spumeuse et saumonée. Ces crises se produisent à peu près tous les quinze jours et deviennent plus fréquentes vers la fin de la vie. Presque simultanément apparaissent aussi des céphalées violentes qui résistent à l'action des médicaments et des épistaxis difficiles à arrêter.

Une violente crise d'œdème pulmonaire emporte la malade.

Autopsie. — Le cœur pèse 600 grammes et présente une grosse hypertrophie et dilatation du ventricule gauche. Grosses lésions de myocardite chronique fibreuse ; au niveau de l'aorte athérome et petit anévrysme cupuliforme.

Les reins pèsent chacun 125 grammes; il existe dans chacun d'eux des cicatrices d'infarctus. Le parenchyme a une surface lisse et non adhérente à la capsule, on trouve de nombreux petits kystes microscopiques.

L'examen microscopique sur un fragment pris en dehors des zones d'infarctus, montre en d'assez nombreux points des glomérules fibreux avec épaississement conjonctif périphérique.

En résumé, il s'agit ici d'un cas de néphrite chronique avec atrophie rénale double et grosse hypertrophie du cœur. L'absence de rétention azotée et de rétention chlorurée permet d'éliminer l'hypothèse d'une néphrite hydropigène ou azotémique; la grande variabilité du taux de l'albumine, sa disparition même à certains moments montrent qu'il ne s'agit pas d'une néphrite albumineuse simple. En revanche, l'élévation considérable de la tension artérielle, associée à l'hypertrophie cardiaque, permettent de conclure à l'existence d'une *néphrite chronique hypertensive.*

OBSERVATION VI

Néphrite chronique hypertensive

V..., 65 ans, manœuvre.

A. P. Dans ses antécédents personnels nous notons

deux crises de rhumatisme articulaire aigu surve-
nues dans sa jeunesse, et n'ayant pas déterminé de
complication cardiaque ; à signaler aussi quelques
excès de boisson.

Etat actuel. — Les troubles pour lesquels le malade entre à l'hôpital ont débuté à l'âge de 60 ans : il se
plaint surtout de troubles dyspnéiques, de dyspnée
d'effort, de céphalées violentes, de crampes et de pol-
lakiurie nocturne.

A l'examen, on trouve que les artères sont dures,
le pouls est arythmique et la tension systolique élevee
(23 au Pachon). Il existe une dilatation légère des
veines jugulaires, on trouve de l'œdème prétibial. Du
côté du cœur, hypertrophie très accusée ; la pointe bat
dans le 6e espace interscostal en dehors du mamelon ;
à l'auscultation, bruit de galop très net.

L'examen des organes ne décèle rien d'important à
signaler, si ce n'est une hypertrophie notable du foie.
Les urines sont foncées et donnent à l'analyse :

Volume..............	1400 cm³	
Chlorures.............	10,17 par 24 h.	
Urée................	19,18	—
Acide urique..	0,84	—
Albumine............	0,42	—
Glucose	néant	—

On étudie chez ce malade la valeur des différentes
fonctions du rein.

Epreuve du bleu de méthylène. — Cette substance injectée apparaît dans les urines au bout d'une demi-heure et disparaît en soixante heures. Donc légère imperméabilité rénale.

Rétention azotée. — Une prise de sang donne une concentration de 0,41 d'urée par litre.

Rétention chlorurée. — L'établissement du bilan des chlorures ne signale aucune rétention chlorurée.

Le traitement par les toni-cardiaques (digitaline et caféine) et surtout par la théobromine, améliore momentanément l'état du malade, la dyspnée est moins vive, les céphalées et les crampes disparaissent de même que l'œdème prétibial. Mais trois semaines après l'institution du traitement, les troubles reparaissent plus violents, la dyspnée est plus vive; à la céphalée s'ajoutent des vertiges et des bourdonnements d'oreille. Le pouls est toujours aux environs de 80, mais l'arythmie est plus grande, la pression artérielle est de 28 et 30.

Le malade meurt deux mois après son entrée à l'hôpital dans une crise de dyspnée.

Autopsie. — Le cœur montre une hypertrophie volumineuse, il pèse 680 grammes. L'hypertrophie porte sutout sur le ventricule gauche; le côté droit est très dilaté.

Les reins pèsent chacun 150 grammes. Dans chacun on trouve deux ou trois cicatrices d'infarctus anciens. Dans le parenchyme il existe des lésions de néphrite chronique avec atrophie de la substance corticale, il présente de très nombreux kystes de dimension variable.

L'examen histologique, pratiqué sur un fragment où il n'existe aucune cicatrice d'infarctus, montre des lésions de néphrite chronique. On trouve des glomérules complètement transformés en blocs fibreux, et et sous la capsule se voient de nombreux îlots conjonctifs avec cellules inflammatoires.

En résumé, il s'agit ici d'un cas de néphrite *chronique hypertensive;* tous symptômes de rétention azotée ou chlorurée font, en effet défaut et l'albuminurie constitue un symptôme inconstant et variable.

OBSERVATION VII

Néphrite chronique hydropigène

X..., 34 ans, peintre, hôpital militaire.

A. H. Père mort à 65 ans d'hémorragie cérébrale. Mère morte à 58 ans d'affection indéterminée.

A. P. A eu, dans son jeune âge, la rougeole et la diphtérie, la blennorragie à 20 ans. Depuis l'âge de 29 ans il a eu plusieurs crises aiguës de saturnisme. Ethylisme très net (2 apéritifs et 3 litres de vin par jour).

Début. — Il y a 3 ans, il s'est plaint de mictions fréquentes qui l'obligeaient à se lever plusieurs fois la nuit et de violentes céphalées. Il est alors entré à l'hôpital civil pour de l'albuminurie et de l'œdème des m mbres inférieurs. Sous l'influence du régime lacté et de la thébromine, l'état du malade s'est amélioré, les œdèmes ont disparu, le malade est sorti de l'hôpital et a suivi plus ou moins régulièrement depuis un régime hypochloruré.

Ayant été, il y a trois mois, obligé de reprendre le régime ordinaire, X... voit peu à peu reparaître les œdèmes des membres inférieurs et de la face, en même temps que s'installent une céphalée tenace et de violents bourdonnements d'oreilles. Ses forces disparaissant, X... rentre à l'hôpital le 22 février.

Etat actuel. — Le malade est amaigri, il pèse 54 kilogrammes. Il présente de l'œdème généralisé.

Ses artères sont peu athéromateuses, la pression artérielle est de 15/9, à l'auscultation on ne trouve aucun bruit au galop.

Les urines sont rares, analysées elles donnent :

Volume....................	970 cm³
Chlorures...............	8,60 par 24 h.
Urée.	23,80 —
Acide urique,..........	0,945 —
Albumine................	4,90 —

Les différents procédés d'exploration des fonctions rénales sont employés pour connaître la valeur fonctionnelle du rein.

Epreuve du bleu de méthylène. — On constate l'apparition du bleu et de son chromogène une demi-heure après l'injection ; les dernières traces du bleu se trouvent au bout de dix-huit heures. Le temps d'élimination est donc diminué, signe d'une augmentation de la perméabilité rénale.

Rétention chlorurée. — Les urines sont recueillies chaque jour avec soin et on y dose les chlorures excrétés en tenant compte des chlorures ingérés. Voici les résultats obtenus :

	Albumine	Chlorure ingérés	Chlorure excrétés
25 févr.	4,60	4,20	4,95
26 —	4,35	4,82	5,60
27 —	3,66	4,65	4,84
28 —	4,15	13,91	5,35
1er mars	4,80	5,03	5.72
2 —	3,92	4,33	5,28
3 —	4,48	4,60	4,73

On constate donc une rétention chlorurée dès que le taux des chlorures ingérés dépasse 5 gr. 75 environ.

Rétention azotée. — Une analyse d'une prise de sang donne :

Urée du sang = 0 gr. 38 par litre.

L'établissement de la constante d'Ambard donne :

$$C = 0,064.$$

Donc, absence de rétention azotée.

Le malade est mis au régime lacté, on lui donne 1 gr. 50 de théobromine par jour et des tisanes diurétiques. Sous l'influence de ce traitement, les céphalées et les bourdonnements d'oreille disparaissent. Le 10 mars les œdèmes de la face ont disparu, et il ne reste plus qu'un œdème bien diminué des membres inférieurs.

En résumé, nous constatons l'absence de rétention azotée et de tout symptôme d'hypertension. Par contre, la présence d'une rétention chlorurée, associée à de l'albuminurie persistante et à une augmentation de la perméabilité rénale au bleu de méthylène nous permet de conclure à une *néphrite chronique hydropigène.*

OBSERVATION VIII

Néphrite chronique hydropigène

G..., médecin, 31 ans.

A. H. Rien d'important à signaler.

A. P. A eu la rougeole et la scarlatine dans son enfance. N'a jamais eu une santé parfaite, a toujours eu un poids bien au-dessous de la moyenne.

Ayant des œdèmes des membres inférieurs le
malade fit analyser ses urines, on trouva le 3 juillet 1913

Volume...............	950 cm³	
Chlorures	6,83	par 24 h.
Urée................	21,14	—
Albumine............	5,25	—

L'auscultation ne donna rien à signaler.

On rechercha alors les divers syndrômes des néphrites à l'aide des différents procédés d'explora-
tions.

Le syndrôme d'hypertension fit défaut, les artères
étant molles, le cœur n'étant pas hypertrophié. A
l'auscultation on ne trouva aucun bruit de galop. La
tension artérielle fut de 15/9.

Epreuve du bleu de méthylène. — Cette substance
injectée, fut éliminée en grande partie pendant la
première heure et totalement au bout de 24 heures
(augmentation de la perméabilité rénale).

Rétention azotée. — Une prise de sang donna
0 gr. 34 par litre de sérum, donc aucune rétention
azotée.

Bilan des chlorures. — Le malade se soumit au
régime lacté et fit doser à différentes époques les
chlorures ingérés et excrétés on obtint :

	Chlorures ingérés	Chlorures excrétés
13 juillet....	2,702	4,738
12 août	2,105	3,574
26 sept.	1,95	2,440
27 —	1,20	2,474
28 —	6	6,21
25 oct.	4,20	4,632
26 —	9,86	6,50
27 —	12,47	7,108
28 —	11,66	6,97
29 —	14,34	6,99

Le malade fut obligé de reprendre le régime hypo-chloruré, les œdèmes commençant à réapparaître.

Le malade se soumit toujours à un régime déchlo-ruré sévère et à la théobromine. Les œdèmes disparurent, mais l'albumine fut toujours éliminée en quantité considérable de 3,20 à 6,05.

En résumé, en présence de rétention chlorurée, d'augmentation de la perméabilité au bleu de méthy-lène, d'albuminerie, et en l'absence de tout symptôme de rétention azotée ou d'hypertension, nous sommes en droit de conclure à une *néphrite chronique hydro-pigène*.

OBSERVATION IX

Néphrite chronique hydropigène

H..., 48 ans, journalier.

A. H. Père mort à 68 ans, de bronchite. Mère morte à 45 ans d'affection cardiaque.

A. P. A eu à 13 ans la scarlatine et à 20 ans, la blénnoragie. Pas de syphilis.

Etat actuel. — Le 21 octobre 1913, le malade se présente à l'hôpital en se plaignant de céphalée tenace, d'essoufflement, d'œdème des membres inférieurs et d'albuminurie notable.

A la percussion on constate un hydrothorax double.

A l'auscultation du cœur on ne trouve aucun bruit de galop.

Les artères sont molles et dépressibles. La tension artérielle est de 16/9.

L'analyse des urines donne :

Volume................	1120 cm³	
Chlorures.............	6,28	par 24 h.
Urée.................	24,22	—
Acide urique.........	0,98	—
Phosphates...........	1,75	—
Albumine.............	4,72	—
Glucose..............	néant	—

Nombreux cylindres granuleux et granulo-graisseux.

Les différents procédés d'exploitation des fonctions rénales donnent comme résultats :

Epreuve du bleu de méthylène. — L'élimination

de cette substance est totale en 24 heures et s'effectue principalement dès le début. Donc augmentation de la perméabilité rénale.

Urée du sang. — L'analyse du sang donne 0,44 d'urée par litre de sérum, donc pas de rétention azotée.

Chlorurie alimentaire. — Le dosage des chlorures ingérés donne :

	Chlorures ingérés	Chlorures excrétés
30 oct.	6,40	6,10
31 —	6,25	6,30
1er nov.	15,50	6.90
2 —	5,80	6,77
3 —	5,60	6,43
4 —	14,90	5,92
5 —	5,95	6,75

on a donc de la rétention chlorurée.

Albumine. — Les diverses analyses d'urines signalent toujours une quantité considérable d'albumine variant entre 4,11 et 6,12.

Marche de la maladie. — On soumet le malade au régime lacté absolu et à la théobromine. Cette médication amène une amélioration passagère.

Le 16 novembre, les œdèmes reparaissent.

Le 18 novembre, on constate que l'hydrothorax a augmenté, le malade est essoufflé, ses crachats sont spumeux. La céphalée est violente.

Le 23 novembre, le malade est pris de vomissements répétés et de diarrhée ; il se sent mieux les
jours suivants.

Le 30 novembre, la céphalée devient plus violente
et la respiration plus saccadée.

Le 16 décembre, le malade délire et a des crises
convulsives.

Le 19 décembre, il entre dans le coma et meurt
le 20.

A l'autopsie. — On trouve un hydrothorax double et
des poumons œdématiés, le cœur est légèrement
hypertrophié.

Les reins sont blancs, volumineux, pèsent chacun
250 grammes. La capsule s'enlève facilement. A la
coupe on voit un épaississement de la couche corticale.

Au miscroscope on reconnaît les lésions d'une néphrite épithéliale, les canaux ont leur diamètre augmenté, les cellules sont volumineuses, les glomérules
sont à peu près normaux.

En résumé. — Le sujet ne présentant ni hypertension artérielle, ni rétention azotée, mais présentant
en revanche, des œdèmes, de l'augmentation de la
perméabilité rénale au bleu de méthylène, de la rétention chlorurée, nous sommes en droit de conclure
à une *néphrite chronique hydropigène.*

OBSERVATION X

(Due à l'obligeance de M. Riser, interne provisoire des hôpitaux)

Néphrite chronique hydrurique

X..., âgé de 50 à 60 ans, salle Saint-Sébastien.

Aucun renseignement, le malade étant aveugle et ne répondant pas aux questions qu'on lui pose.

Le malade fut examiné à propos d'un purpura en apparence primitif, en réalité, lié à une cirrhose hépatique et à une néphrite chronique. Il présenta en outre de la diarrhée, de l'amaigrissement, pas d'ascite, pas d'œdème, des épistaxis, tension artérielle 17.

Les urines analysées donnèrent.

Volume..............	1500 cm³
Chlorures............	12,10 par 24 h.
Urée................	16,80 —
Albumine............	traces —
Glucose.............	néant —

Quelques cylindres urinaires et quelques cellules rénales.

On étudiera la valeur des diverses fonctions rénales.

Epreuve du bleu de méthylène. — Cette substance apparut au bout d'une heure et ne disparut qu'au bout de cinq jours, donc diminution de la perméabilité rénale.

Chlorurie alimentaire. — L'épreuve de la chlorurie alimentaire n'indiqua aucune rétention chlorurée.

Rétention azotée. — Une analyse du sang donna 1 gr. 20 d'urée par litre de sérum, donc forte rétention azotée.

Le malade fut mis au régime lacté absolu, mais peu de temps après il tomba dans le coma et décéda.

Autopsie. — Périhépatite. Le foie pèse 2400 gr. surface granuleuse.

Rein droit pèse 125 grammes, rouge, dur, corticalité très réduite.

Rein gauche pèse 95 grammes, petits kystes séreux très durs. Au microscope les reins présentent une néphrite chronique interstitielle sur laquelle est venue se greffer une lésion de néphrite aigüe parenchymateuse.

En résumé, l'absence de rétention chlorurée et d'hypertension artérielle, la présence d'une diminution de la perméabilité rénale et d'une forte rétention azotée nous font conclure à une *néphrite chronique hydrurique* arrivée à la phase urémie.

OBSERVATION XI

Néphrite chronique hydrurique

V..., 41 ans, menuisier.

Rien d'important à signaler dans ses antécédents héréditaires et personnels.

Début. — En 1911, le malade a eu des crises nerveuses avec perte de connaissances.

Il se présente actuellement à l'hôpital pour une inappétence de plus en plus grande et un amaigrissement considérable.

Etat actuel. — Le malade est fatigué et ne peut fournir aucun travail. Examiné, il ne présente aucune lésion ni aux poumons ni au cœur.

Le pouls est mou et bat régulièrement à 68.

La tension artérielle est de 17 à 19 au Pachon.

Les urines sont abondantes et limpides, l'analyse donne le 9 novembre :

Volume.................	1920 cm^3
Chlorures..............	11,27 par 24 h.
Urée..................	12,428 —
Albumine...............	0,44 —

Les différents procédés d'exploration des fonctions rénales sont appliqués chez ce malade.

Epreuve du bleu de méthylène. — Cette substance apparaît dans les urines au bout de trois heures, et met sept jours pour être éliminée complètement. Imperméabilité rénale très grande.

Bilan des chlorures. — L'établissement du bilan

des chlorures signale une élimination normale du chlorure de sodium.

Urée du sang. — Une analyse du sang donne 0,61 d'urée par litre.

Marche de la maladie. — Le 19 novembre on fait une analyse d'urines :

Volume..............	1770 cm³
Chlorures............	12,85 par 24 h.
Urée................	9,741 —
Albumine............	0,67 —

Le sang contient ce jour-là 0,892 d'urée par litre de sérum.

23 novembre. — Le malade a une crise nerveuse.

Dans les jours qui suivent il se plaint de douleurs articulaires, de maux de tête et de suffocation. On met le malade au régime lacté absolu.

28 novembre. — On établit la constante d'Ambard :

Poids du malade............	63 Kg
Urines de 30'..............	36 cm³
Urines de 24 heures........	1728 cm³
Urée de l'urine par litre.....	5,61
Urée de l'urine par 24 heures.	9,71
Urée du sang par litre.......	0,93

$$C = 0,413.$$

23 décembre. — Nouvelle crise avec céphalée violente, phénomènes convulsifs, perte de connaissance,

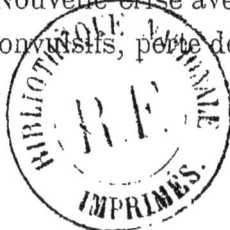

sueurs spontanées froides. Cette crise a été précédée d'une aura.

2 janvier. — Une analyse d'urines donne :

Volume...	1600 cm³
Chlorures...	8,80 par 24 h.
Urée...	6,56 —
Albumine...	0,75 —

Le sang contient à ce moment-là 1,12 d'urée par litre et la constante d'Ambard = 0.482.

9 janvier. — Nouvelle crise sans phénomènes prémonitoires.

12 janvier. — Le malade est ramené dans sa famille et meurt quelques jours après dans le coma.

En résumé, l'absence de rétention chlorurée et d'élévation de la tension artérielle, la présence d'albumine dans les urines, d'imperméabilité rénale au bleu de méthylène, de rétention azotée nous font conclure à une *néphrite chronique hydrurique.*

L'élévation progressive et considérable du taux de l'urée dans le sang et de la constante d'Ambard' nous font prévoir le dénouement fatal.

OBSERVATION XII

Néprite chronique hydrurique

P..., 35 ans, employé de commerce.

A. P. — Père et mère bien portants.

A. H. — A eu la scarlatine à l'âge de 11 ans, et 2 blennorragies dans son adolescence.

Début. — En 1911, P..., est sujet à une céphalée résistant à de fortes doses de pyramidon; étant atteint aussi d'entérite, il entre à l'hôpital et sous l'influence du régime lacto-végétarien tous les symptômes disparaissent.

En 1913, la céphalée étant reparue plus violente et accompagnée de myopie, P..., entre de nouveau à l'hôpital.

Etat actuel. — Le malade est robuste, il pèse 66 kilogrammes, il se plaint de fatigue générale, de céphalées violentes, de bourdonnement d'oreille, de crampes, et de myopie augmentant de jour en jour.

Les artères sont légèrement dures. La tension artérielle est de 18/10

L'auscultation ne décèle rien à signaler.

Une analyse d'urines donne les résultats suivants :

Volume..............	1850 cm³	
Chlorures.............	12,30 par 24 h.	
Urée................	17,60	—
Acide urique.........	0,65	—
Albumine.............	0,28	—
Glucose..............	néant	—

A l'aide des différents procédés on recherche la valeur fonctionnelle des reins.

Epreuve du bleu de méthylène. — Cette substance n'apparaît dans les urines qu'une heure et demie après l'injection et ne disparaît complètement qu'au bout de cinq jours. Donc, imperméabilité rénale très accusée.

Chlorurie alimentaire. — L'épreuve de la chlorurie alimentaire indique une élimination normale des chlorures ingérés.

Urée du sang. — Le dosage de l'urée dans le sang indique une concentration de 0,802 par litre.

Constante d'Ambard. — L'établissement de la constante donne :

> Poids du malade............ 66 Kg
> Urines de 30 '.............. 21 cm³
> Urée de l'urine par litre..... 12,98
> Urée du sang 0,802
> Constante = 0,253.

Le dosage de l'urée dans le sang et la constante d'Ambard indiquent une forte rétention azotée.

Albumine. — Le dosage de l'albumine donne des résultats variant entre 0,20 et 0,35.

Marche de la maladie. — Le malade est mis au régime lacto-végétarien, malgré cela la céphalée devient plus intense, il présente du myosis, des vomissements, de la diarrhée. On pratique une saignée abondante et on institue la diète hydrique,

L'état du malade s'améliore, les vomissements et la diarrhée disparaissent, la céphalée devient moins vive. Le régime lacté est alors bien supporté.

Un mois après ces accidents, une analyse donne :

Volume.............. 1350 cm³
Chlorures............. 12,25 par 24 h.
Urée............... . 19,30   —
Albumine..... 0,20   —

La constante d'Ambard établie à ce moment-là donne :

$$C = 0,105.$$

En résumé, l'étude des fonctions rénales chez ce malade nous montre une imperméabilité rénale au bleu de méthylène, l'absence de toute rétention chlorurée et l'existence d'une rétention azotée et d'une légère tension artérielle. Nous sommes en droit de conclure à l'existence d'une *néphrite chronique hydrurique.*

Le régime hypoazoté a amené chez ce malade la disparition des accidents urémiques et une amélioration notable indiquée par la diminution de la valeur de la constante d'Ambard.

CONCLUSIONS

1° L'anatomie pathologique ne peut plus servir de base à une classification clinique des néphrites, car il est impossible de déterminer exactement pendant la vie la forme et le degré des lésions rénales, qu'elles soient interstitielles ou parenchymateuses.

2° L'étiologie ne peut pas non plus servir de base à une classification des néphrites : une même cause (infectieuse ou toxique) suivant son intensité et suivant la durée de son action sur l'organisme, peut provoquer au niveau du rein des lésions très variables. La scarlatine, par exemple, peut déterminer des lésions graves entraînant une néphrite aiguë rapidement mortelle, ou ne provoquer que des lésions superficielles qui se traduiront par une albuminurie résiduale ou cicatricielle.

3° La connaissance plus exacte de la physiologie rénale et des diverses fonctions du rein a conduit à classer à l'heure actuelle les néphrites chroniques d'après leurs caractères cliniques et l'état des fonctions du rein : cette classification clinique et fonc-

tionnelle est essentiellement pratique et elle permet
une série de déductions très utiles pour le traitement.

4° L'étude du rôle du chlorure de sodium et de
l'urée dans l'organisme et de leur influence dans la
production soit des œdèmes soit des manifestations
urémiques, la détermination de la tension artérielle,
l'étude des variations de l'albuminurie, enfin l'étude
de la perméabilité rénale à l'aide des divers procédés d'exploration clinique des reins ont fait admettre
quatre grands groupes de néphrites chroniques :

La néphrite chronique albumineuse simple ;
La néphrite chronique hypertensive ;
La néphryte chronique hydropigène ;
La néphrite chronique hydrurique.

5° Aucun procédé d'exploration, considéré isolément, ne peut donner une appréciation exacte sur
l'ensemble des fonctions rénales et le concours des
divers procédés d'exploration des reins est indispensable.

6° L'étude de l'élimination provoquée à l'aide du
bleu de méthylène et de la phloridzine renseigne
sur l'état des fonctions rénales et sur la *perméabilité globale* des reins.

Mais il importe aussi d'être renseigné sur l'élimination particulière des chlorures et de l'azote au niveau du rein.

7° L'épreuve de l'azoturie alimentaire, ou mieux encore le dosage de l'urée dans le sang et la détermination de la constante urémique d'Ambard, permettent d'apprécier d'une façon précise l'existence et le degré de la *rétention azotée*.

α) L'absence de rétention azotée comporte un pronostic bénin.

β) Une rétention azotée faible (de 0,50 à 1 gr. d'urée par litre de sang) est compatible avec une longue existence.

γ) Une rétention azotée forte (de 1 gr. à 2 grs) entraîne un pronostic plus sombre et la survie des malades atteint rarement une année.

δ) Une azotémie, oscillant entre 2 et 3 grammes, doit faire craindre la mort du malade dans un délai très court (quelques semaines).

ε) Au delà de 3 grammes, la mort est imminente.

8° Pour établir l'existence et le degré de la *rétention chlorurée*, on doit recourir à l'épreuve de la chlorurie alimentaire, à la détermination du bilan des chlorures et aux pesées quotidiennes : toute rétention chlorurée minime, devra faire craindre l'apparition d'œdèmes périphériques ou viscéraux et suivant son importance, on prescrira au malade un régime hypochloruré ou un régime déchloruré absolu.

7

En résumé, l'étude des fonctions rénales est indispensable pour reconnaître la nature et la forme clinique des diverses variétés de néphrites chroniques, pour apprécier leur gravité et pour instituer une thérapeutique logique et rationnelle.

Le Président de la Thèse,
BAYLAC.

Vu : Le Doyen,
Dʳ JEANNEL.

vu et permis d'imprimer :

Toulouse, le 5 juillet 1915.

Le Recteur, Président du Conseil de l'Université.
Pour le Recteur,
Le Doyen délégué,
F. DUMAS.

BIBLIOGRAPHIE

Ch. ACHARD; — Diabète azoturique (Bull. et mém. de la Soc. méd. des hôp., 10 oct. 1902).

Ch. ACHARD. — Le rôle de l'urée en pathologie (Monographies cliniques, 12 décembre 1912).

Ch. ACHARD ET A. CLERC. — L'élimination des doses répétées de bleu de méthylène (Bull. et mém. de la Soc. méd. des hôp., 30 mars 1900).

Ch. ACHARD, GRENET ET THOMAS. — L'élimination provoquée du bleu de méthylène et de l'iodure de potassium (Bull. et mém. de la Soc. méd. des hôp., 2 février 1900).

Ch. ACHARD ET G. PAISSEAU. — L'élimination comparée du bleu de méthylène et de l'urée (C. R. de la Société de biologie, 28 mai 1904).

Ch. ACHARD ET G. PAISSEAU. — La rétention de l'urée dans l'organisme malade (Semaine médicale, 6 juillet 1904).

AIMARD. — Les formes de l'azotémie (Thèse de médecine, Alger, 1912).

ALIBERT. — Des néphrites (Thèse de médecine, Paris, 1880).

L. AMBARD. — Rétention chlorurée dans les néphrites interstitielles (Thèse de Paris, 1905).

L. AMBARD. — Régime hypochloruré observé durant 51 jours. Equilibre chloruré (C. R. de la Soc. de biologie, 1905, p. 375).

L. AMBARD. — Rapports entre le taux de l'urée dans le sang et l'élimination de l'urée dans l'urine (Société de biologie, 11 nov. 1910 et 3 déc. 1910).

L. AMBARD ET BEAJUARD. — La rétention chlorurée sèche (Semaine médicale, 1905, p. 133).

L. AMBARD ET O. MORENO. — Mesure de l'activité rénale par l'étude comparée de l'urée du sang et de l'urée dans l'urine (Semaine médicale, 19 avril 1911).

L. AMBRAD ET E. PAPIN. — Etude sur les concentrations urinaires (Arch. internationales de physiologie, 31 déc. 1909).

L. AMBARD ET A. WEILL. — La sécrétion rénale des chlorures (Semaine médicale, 8 mai 1912).

ARNOULD. — Exploration comparée du rein par la méthode du bleu et la méthode d'Ambard (Thèse de Lille, 1912).

BARBIER D'AMIENS. — Précis de nosologie et de thérapeutique (t. I, 1829).

BARTELS. — Les maladies des reins (Traduction Edelmann, 1884).

BECO. — Le régime déchloruré (Rapport au VIII° Congrès français de médecine, Liège, 1905, p. 295).

BEER. — Die Bindesubstanz der mentchlichen Niere (Berlin 1859).

H. BELAVOINE ET R. ONFRAY. — Le coefficient uréosecrétoire (Presse médicale, 25 sept. 1912).

BONNOTE. — Contribution à l'étude des variations du taux de l'urée dans le liquide céphalo-rachidien (Thèse de Lyon, 1909).

BOUCHARD. — Leçons sur les auto-intoxications dans les maladies (Paris, 1887).

BRAULT. — Contribution à l'étude des néphrites (1881).

BRAULT. — Traitement des néphrites (In Traité de thérapeutique appliquée de A. Robin, fascicule II, 1895).

BRAULT. — Classification clinique des néphrites (Rapport au Congrès de Moscou, août 1897).

BRAULT. — Maladies du rein et des capsules surrénales (In Traité de médecine de Bouchard et Brissaud, 2° édit., 1902, t. II).

BRIGHT. — Guy's Hospital Reports, 1836.

CARNOT. — (Bull. et mém. de la Soc. méd. des hôp., 1904, p. 614).

CARRIÈRE. — Etude sur le liquide céphalorachidien dans l'urémie nerveuse (C. R. de la Société de biologie, 29 juillet 1905).

CASPER ET RICHTER. — Funktionnelle nierendia-
gnostic (Berlin 1901).

CASTAIGNE. — Les maladies des reins (in le Livre du
médecin, 1912).

CASTAIGNE, ACHARD ET DEBOVE. — Manuel des maladies des reins (1905).

CASTAIGNE ET WEILL. — Considérations pratiques
d'ordre clinique et thérapeutique sur le liquide
céphalo-rachidien (Journal médical français,
15 janvier 1911).

CHARCOT. — Leçons sur les maladies du foie et du
rein (1877).

A. CHARRIN. — Le rein, l'urine et l'organisme (in
traité de pathologie générale de Bouchard, t. V.,
1901).

CRAUFFARD. — Pathogénie des rétinites albuminuriques (Semaine médicale, 24 avril 1912).

CHENASSU. — Le dosage de l'urée sanguine et la constante urénique chez les urinaires chirurgicaux
(Presse médicale, 8 juin 1912).

COMBA. — Richerche nella quantita dell'azoto conte-
nuto nel liquido cefalo-richidio dei bambini in
alcune molatti (Clinica méd. ital., 1909).

CONHEIM. — Norlesungen über allg. Path. (1880).

CORNIL ET RANVIER, — Maladies des reins (2e édit.
(1876).

CORNIL ET BRAULT. — Etudes sur la pathologie du rein (Paris, 1884).

P. COURMONT. — Précis de pathologie générale (2e édit. 1911).

J. COURMONT ET GENET. — Importance de la pesée journalière des malades en présence d'anasarque (Bull. et mém. de la Soc. méd. des hôp., 1905, p. 816).

DASTRE. — Le sel, le besoin physiologique du sel, le sel, du Sahara (Revue des Deux-Mondes, 1er janvier 1901).

DEBOVE ET DREYFOUS. — Contribution à l'étude de l'anurie et de l'urénie (Bull. et mém. de la Soc. méd. des hôp., nov. et déc. 1879).

DIEULAFOY. — Manuel de pathologie interne (16e éditt. III, 1911).

FRERICHS. — Die Bright'sche Nierenkrankheit und deren Behandlung (Braunschweig, 1851).

FROMENT. — Diagnostic et pronostic de l'urémie nerveuse par le dosage de l'urée dans le liquide céphalo-rachidien (Lyon mécical, 6 février 1910).

FŒRSTER. — Nersuche uber die Bedeutung der Aschenbestangtheibe in der Nahring (Zeitsch. fur. Biologie, 1873, Bd. IX, p. 297).

GILBERT. — Néphrite scarlatineuse chronique (Paris mécical, 1911, p. 151).

GRAINGER-STEWART. — L'albuminerie (1892).

N. Gréhant. — Mesure de l'activité physiologique des reins par le dosage de l'urée dans le sang et dans l'urine (Journal de Physiologie et Path. gén., janvier 1904).

L. Hoche. — Les lésions du rein et des capsules surrénales (1904).

E. Hirtz et Lemaire. — Résorption rapide des œdèmes. Polyurie et accidents cérébraux. (Bull. et mém. de la Soc. méd. des hôp., 1904. p. 609).

Jaccoud. — Des conditions pathogéniques de l'albuminurie (Thèse de Paris, 1860).

Jaccoud. — Sur la pluralité des albumines urinaires (Clinique de la Pitié, 1885).

Von Jacoch. — Ueber die Klinische Bedentunh des Norkommens von Harnæuser una Xanthinbasen im Blute, des Exsudaten und Tanssudaten (Zeitschr., f., Heilk., 1890, Bd. XI, p. 415).

Javal. — Les indications de la cure de déchloruration (Presse médicale, 6 août 1904, p. 497).

Javal. — Les effets physiologiques et thérapeutiques de la déchloruration (Arch. gén. de méd., 1901, p., 1809).

Javal. — La chlorurémie dans la grossesse et l'éclampsie (Bull. de la Soc. d'obstétrique, gynécologie et pédiatrie, mars 1910).

Javal. — La grande azotémie. Ses formes, son évolution, son pronostic étudiés par le dosage méthodique de l'urée dans le sang et les sérosités de l'organisme (Bull. et mém. de la Soc. méd. des hôp., 1er déc. 1911).

JAVAL ET ADLER. — La diffusion de l'urée dans les transsudats de l'organisme. — Application au diagnostic et au pronostic de l'urémie. (C. R. de la Soc. de Biologie, 28 juillet 1906).

JAVAL ET ADLER. — La déchloruration fécale (C. R. de la Soc. de Biologie, 1906, p. 787).

JAVAL ET BOYET. — La diffusion de l'azote dans les liquides de l'organisme (C. R. de la Soc. de Biologie, 20 mars 1909).

JAVAL ET BOYET. — La rétention de l'urée et sa diffusion dans les liquides de l'organime (C. R. de la Soc. de Biologie, 20 mars 1909).

JONHSON. — On the diseases of the Kidney : (1852).

O. JOSUÉ ET F. BELLOW. — Contribution à l'étude de l'urée du sang et de la constante d'Ambard, chez les cardiaques (Société méd. des hôp., 24 oct. 1913).

KELSCH. — Revue critique et recherches anatomopathologiques sur la maladie de Bright (Arch. de phys., 1874).

LANCEREAUX. — Article Rein (in Dict. Encyclopédique, 1874).

LANGLOIS ET RICHET. — De la proportion des chlorures dans les tissus de l'organisme (Journal de Phys. et de Path. gén. T. II., 1900, p. 742).

LAUFER. — L'addition du sel aux aliments est-elle nécessaire? (Revue scientifique, 9 et 16 avril 1904).

LAVRAND. — La néphrite des saturnins (Monographies cliniques, 1899).

LÉCORCHÉ ET TALAMON. — Traité de l'albuminurie et du mal de Bright (1888).

LEPINÉ ET BOULUD. — Sur la diminution des chlorures dans l'urine sécrétée sous pression (Académie des Sciences, 23 juin 1913).

LŒPER. — Mécanisme régulateur de la composition du sang (Thèse de Paris 1903).

René MARIE. — La rétention des chlorures dans ses rapports avec l'œdème (C. R. de la Soc. de Biol., 1903, p. 1321).

DE MASSARY ET CIVATTE. — Diabète azoturique ou vésanie de la faim, boulimie carnée (Bul. et mém. de la Soc. méd. des hôp., 25 juillet 1902).

A. MAYER. — Observations sur l'urine de l'homme sain soumis à une alimentation pauvre en chlorure de sodium (C. R. de la Soc. de Biol., 1905, p. 377).

P. MERKLEN. — Les néphrites chroniques, orientation actuelle de 'a question (Le Monde Médical, 15 avril 1913).

MOLLARD ET FROMENT. — Urée dans le liquide céphalo-rachidien et urémie nerveuse (Journal de Phys. et de Path. gén., 1909, p. 263).

MONGOUR ET CARLES. — Polyurie essentielle (arch. gén. de méd., 1904, p. 2079).

MOSNY, JAVAL ET LÉVY-BRUHL. — Notes sur un cas de grande azotémie avec survie exceptionnellement prolongée (Bul. et mém. de la Soc. méd. des hôp., 17 nov. 1911).

MURARD. — Les néphrites chroniques au point de vue chirurgical (Thèse de Lyon, 1913).

NOBECOURT, MILHIT ET BIDOT. — Grande azotémie passagère au cours d'une néphrite aigüe (Société de Pédiatrie, 14 oct. 1913).

OBERMAYER ET POPPER. — Ueber Uræmie (zeitsch. f. Klin., Med., 1911, Bd. 62).

R. PIGACHE. — Essai sur la pathogénie clinique de l'œdème (Thèse de Lyon, 1905).

P. RAYER. — Traité des maladies des reins (Tome II, Paris, 1840).

REINHARDT. — Berlin charité Annalen (1850).

RENDU. — Etude comparative des néphrites chroniques (Thèse d'agrégation, 1878).

RICHET ET MOUTARD-MARTIN. — Contribution à l'étude de l'action physique de l'urée (gaz. hebdom., 1881),

Ronceray. — Néphrites et viscosité urinaire (Thèse de Paris, 1911).

Rosenstein. — Traité pratique des maladies des reins.

Rouquier. — Le pronostic des néphrites chroniques et le laboratoire (Thèse de Lyon, 1912).

Sicard et Lasnier. — Pronostic de l'azoténie brightique par le dosage méthodique de l'urée, de Widal et Javal (Bul. et Mem. de la Soc. méd. des hôp., 8 déc. 1911).

Sorel. — Valeur pronostique de l'azotémie dans les néphrites (archives médicales de Toulouse, 15 janvier 1914).

Teissier. — Des localisations péricardiques dans le mal de Bright et plus spécialement de l'hydro-péricardite aiguë (œdème aiguë du péricarde) et de la péricardite végétante sèche terminale (péricardite autotoxique) (Bulletin médical, 12 avril 1911).

J. Teissier et Paul Courmont. — Elimination des chlorures et fonctionnement rénal dans un cas de néphrite interstitielle (Bul. et mém. de la Soc. méd. des hôp., 1905, p. 445).

Traube. — Zur Pathologie des Nierenkrankheiten (Beitr. zur Path. und Phys. t. II, 1860).

Vignerot. — Contribution à l'étude des néphrites. — Considérations étiologiques (1890).

VIRCHOW. — Ueber parenchymatons Entzundung (Nirchow's arch. Bd. IV, 1852).

WAGNER. — Der morbus Breghtii (In ziemssen's Handbuch, 1882).

WEIGERT. — In Nolkmann's Sammlung Klin. Nortr. (1879).

WEILL. — L'azotémie au cours des néphrites chroniques (Thèse de Paris, 1913).

WEINTRAND, — Verein f. in. méd. (Berlin. 1895).

WIDAL. — Les grands syndrômes du mal de Bright (Journal médical Français. 15 janvier 1911).

WIDAL. — Le pronostic dans le mal de Bright par le dosage de l'urée dans le sang. Les rémissions temporaires et trompeuses de l'azotémie (Bul. et mém. de la Soc. méd. des hôp.. 22 déc. 1911).

WIDAL. — Les régimes de chlorures (Rapport au VIIIe congrès français de médecine. Liège 1905).

WIDAL. — Evolution générale des conceptions des néphrites. Les grands syndromes fonctionnels du mal de Bright (Presse médicale, 1912, p. 973).

WIDAL, AMBARD ET WEILL. — La sécrétion rénale des chlorures chez les brightiques œdémateux (Semaine médicale, 1912, p. 361).

WIDAL, BENARD ET VAUCHER. — L'hydrémie chez les brightiques et les cardiaques œdémateux ; son étude à l'aide de la méthode réfractométrique, comparaison de ses variations à celles du poids (Semaine médicale, 1911, p. 49).

WIDAL ET FROIN. — L'urée dans le liquide céphalo-rachidien des brightiques (C. R. de la Soc. de Biologie, 22 oct. 1904).

WIDAL ET JAVAL. — La chlorurémie et la cure de déchloruration dans le mal de Bright (Presse médicale, 1903, p. 1701).

WIDAL ET JAVAL. — La dissociation de la perméabilité rénale pour le chlorure de sodium et l'urée dans le mal de Bright (C. R. de la Soc. de Biologie, 1903, p. 1639).

WIDAL ET JAVAL. — La chlorurémie gastrique (C. R. de la Soc. de Biologie, 1904, p. 516).

WIDAL ET JAVAL. — Variation de la chloruration et de l'hydratation de l'organisme sain (C. R. de la Soc. de Biologie, 1904, p. 436).

WIDAL ET JAVAL. — Le mécanisme régulateur de la rétention de l'urée dans le mal de Bright (C. R. de la Soc. de Biologie, 22 oct. 1904).

WIDAL ET JAVAL. — L'indice de rétention uréique chez les brightiques (C. R. de la Soc. de Biologie, 22 oct. 1904).

WIDAL ET JAVAL. — La rétention de l'urée dans le mal de Bright comparée à la rétention des chlorures (Semaine médicale, 5 juillet 1905).

WIDAL ET JAVAL. — La cure de déchloruration (Actualités médicales, 1906).

WIDAL ET LEMIERRE. — Pathogénie de certains œdèmes brightiques. Action du chlorure de sodium ingéré (Soc. méd. des hôp., 12 juin 1903).

WIDAL, MORAX ET WEILL. — Rétinite albuminurique et azotémie (Bull. et mem. de la Soc. des hôp., 22 avril 1910).

WIDAL ET RONCHÉSE. — Rapport des différentes substances azotées retenues dans le sérum sanguin au cours du mal de Bright (C. R. de la Soc. de Biologie, 1906, p. 245).

WIDAL ET WEILL. — (Journ. d'urologie, 15 fév. 1912).

S. WILKS. — Coses of Bright's disease (Guy's hospital. Reports, 1852, 2e série, t. VIII).

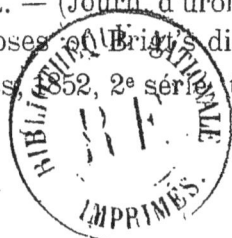

Toulouse. — Ch. DIRION, libraire, rue de Metz, 22.